亚健康中医调理

主　审　许二平　　许东升　　高希言
总主编　杨英豪
主　编　梁润英　　许国防

U0304651

河南科学技术出版社
·郑州·

图书在版编目（CIP）数据

亚健康中医调理/杨英豪总主编. —郑州：河南科学技术出版社，2018.11（2024.6 重印）
ISBN 978-7-5349-8961-2

Ⅰ.①亚… Ⅱ.①杨… Ⅲ.①亚健康-防治
②养生（中医） Ⅳ.①R441②R212

中国版本图书馆 CIP 数据核字（2017）第 210340 号

出版发行：河南科学技术出版社
　　　　地址：郑州市郑东新区祥盛街 27 号　　邮编：450016
　　　　电话：（0371）65788613　65788629
　　　　网址：www.hnstp.cn
策划编辑：马艳茹
责任编辑：邓　为　王俪燕
责任校对：董静云
封面设计：中文天地
责任印制：朱　飞
印　　刷：三河市腾飞印务有限公司
经　　销：全国新华书店
开　　本：850 mm×1168 mm　1/32　印张：8.25　字数：155 千字
版　　次：2018 年 11 月第 2 版　　2024 年 6 月第 2 次印刷
定　　价：66.00 元

主　审　许二平　许东升　高希言
总主编　杨英豪

《亚健康中医调理》编写人员名单

主　　编　　梁润英　　许国防

副主编　　杨晓娜　　郑进科　　孟长海

编　　委　　包海燕　　李艳坤　　赵允南

　　　　　　何　琦　　田　丰　　杨　璐

　　　　　　张　攀

序

健康不是一切，但没有健康就没有一切。在人生长河中，健康具有基础性作用，是工作、生活、事业和家庭的根基。由于现代生活的节奏过快、环境污染、工作压力过大、生活方式不当等多种原因的不利影响，人们的健康稳态被打破，健康受到威胁，处于不健康而又非疾病这一亚健康状态的人群也不断增多。

在应对亚健康状态方面，西医学因该状态的不适表现或诊断指标尚未达到疾病诊断标准，而致无病可诊，无病可治，无药可用。中医疾病概念外延广泛，内涵丰富，以人们的不适症状为主即可明确中医诊断，辨病、辨证、辨症、辨体质而施治，可较好地契合于亚健康状态的调理。同时，中医药有中药、针灸、推拿、理疗等多样治疗手段，有简、便、效、廉等诸多特点，使中医药在调理亚健康方面具有明显优势。

国家高度重视中医药在健康服务方面的作用。2016年2月22日，国务院发布《中医药发展战略规划纲要（2016—2030年）》，纲要中明确指出："大力发展中医养生保健服务，加快服务体系建设，提升服务能力。"《中华人民共和国中医药法》也规定，"国家发展中医养生保健服务"，"县级以上人民政府应当发展中医药预防、保健服务"。另外,人们对健康越来越重视,对亚健康知识学习与亚健康状态调理的需求也越来越强,呼唤有一套完整介绍中医药调理亚健康的书籍。

河南中医药大学亚健康研究所,顺应大众需求与时代召唤,总结研究所成立几年来的研究成果,并组织河南中医药界在亚健康调理、养生保健方面的有识之士与专家学者,充分挖掘中医药在亚健康状态调理方面沉淀下来的宝贵经验,几经易稿,编写出了本套亚健康著作。本套著作不仅满足了人们的需求,而且填补了我校亚健康专著的空白;不仅是人民群众了解亚健康的通俗读物,而且可以作为中医药院校亚健康课程的教学参考书。

通过阅读本套书籍,可使人们了解亚健康基础知识,熟悉亚健康中医调理原则和常见亚健康状态中医调理方法,提高人们正确防控亚健康的技能,扭转亚健康状态人群罹患疾病趋向,让人们更健康长寿,而无"忠义之人,天不予寿"之叹。

本套亚健康著作付梓之际,特予以简要介绍。书中错漏之处,请读者批评指正。

河南中医药大学校长　许二平
2017 年 7 月于郑州

前　言

　　亚健康状态是近年来国内外医学界提出的一种新的社会医学概念,又称为"机体第三状态"或"灰色状态",是指"介于健康与疾病之间,机体存在着的一种非此非彼的状态";有的学者将这种"动态状态"的人称为"半健康人"。20世纪80年代苏联学者把这种介于健康与疾病之间的状态称为"第三状态"。以后这一概念得到国内越来越多学者的认同与重视,并将其称为"亚健康状态"。

　　世界卫生组织(WHO)于1977年提出到2000年人人享有卫生保健。目前,对亚健康状态人群虽然缺乏大样本的社会调查统计资料数据,但从预防医学、临床医学,尤其是精神医学及心理医学的临床实践发现,处于这种状态的人群是相当多的,占60%~70%,所以人类的健康保健的地位和作用不可忽视。处理得好,亚健康状态得以逆转变成健康状态,处理方法不当或听之任之,则有可能加重成为疾病。

　　亚健康状态是人体生命活力和功能的异常状态,不仅表现在生理功能或代谢功能的异常,也包含了心理状态的不适应和社会适应能力的异常,其最大的特点是尚无确切的客观病变指征,但却有明显的临床症状。主要表现在三个方面,即身体亚健康、心理亚健康和社会适应能力亚健康。身体方面可表现为疲乏无力、肌肉及关节酸痛、头昏头痛、心悸胸闷、睡眠紊乱、食欲减退、脘腹不适、便溏便秘、性功能减退、怕冷怕热、易于感冒、眼部干涩等；心理方面可表现为情绪低落、心烦意乱、焦躁不安、急躁易怒、恐惧胆怯、记忆力下降、注意力不能集中、精力不足、反应迟钝等；社会适应方面可表现为不能较好地承担相应的社会角色，工作、学习困难，不能正常地处理好人际关系、家庭关系，难以进行正常的社会交往等，临床表现多种多样。以上可以看出，亚健康状态主要是以症状为依据来确定的。而传统中医诊治疾病恰恰是依据患者所表现的症状和体征来进行诊断和治疗的，这正是中医药调理亚健康的优势所在。临床只要有症状表现，中医就有办法针对性地进行调理，较之现代医学来说，调理亚健康的优势非常突出，并且经过实践证实中医调理亚健康效果较好，令人满意。不但在我国，在日本等国家也在进行中医调理亚健康的研究和探讨，并应用于临床。

中医调理亚健康的具体方法有哪些？针对亚健康如何运用这些方法？本书通过顺时摄养、顺志调理、传统功法调理、药膳食疗调养及顺经调理等方法的介绍，从而使人们全面、深入地了解亚健康的中医调理方法，并可重点学会和掌握一些方法的使用及在使用当中的注意事项。

本书适用于学校教师、学生及临床医生学习使用。同时对于广大人民群众提高健康素养，增强健康知识，保持健康状态也大有裨益。

目 录

CONTENTS

第一章　顺时摄养

　　人以天地之气生,四时之法成,其健康与自然存在着紧密的关系。人与天地相应,若与所处的自然环境和社会环境相协调,则可健康长寿,颐养天年;若违背自然与社会规律,则可导致亚健康状态,甚至疾病。

第一节　顺时调理的概论

　　古人非常重视顺时调理身体,我国古代的医家早就观察到人的健康状态跟时辰、昼夜、季节的变化规律密切相关,通过实践总结出了很多顺时调理的原则和方法。例如,"故智者之养生也,必顺四时而适寒暑",强调养生调理要顺应四时阴阳变化,适应气候的寒暑转化。在《素问·四气调神大论》中,提出了"春夏养阳,秋冬养阴"的四时调理宗旨。"顺时调理",就是根据天人相应的原理,顺应四季"春生、夏长、秋收、冬藏"及昼夜时辰自然界阴阳消长的规律,对人们的起居、饮食、情志、运动等方面进行综合调理,达到人与自然的和谐统一,改善机体亚健康的状态,恢复机体健康的一种养生方法。

第二节　顺时调理的方法

　　顺时调理是中医养生中的重要组成部分。人体的生理病理与昼夜、四时的变化有着密切的关系。

古人将一日分为四时，人体阳气的消长盛衰随着自然界昼夜的阴阳变化消长，人的生理功能在一昼夜中随时间的演进发生着变化。《素问·生气通天论》中说："平旦人气生，日中而阳气隆，日西阳气已虚，气门乃闭。"病理变化也相似，《灵枢·顺气一日分为四时》中，"夫百病者，多以旦慧、昼安、夕加、夜甚"，其意即指人们得病以后的病理变化规律大多为，早上症状减轻，白天较为安稳，到了傍晚，太阳落山时病情会逐渐加重，夜里则是症状最重、身体感觉最为难受的时候。这正如《灵枢·顺气一日分为四时》中"朝则人气始生，病气衰，故旦慧；日中人气长，长则胜邪，故安；夕则人气始衰，邪气始生，故加；夜半人气入脏，邪气独居于身，故甚也"说的那样，早晨时人体阳气升发，邪气衰退，此消彼长，则病气衰减，所以早晨患者身体情况较好，有些人还会感到神清气爽；中午时人的阳气逐渐隆盛，达到一日中的最高峰值，正气能胜邪气，所以患者病情稳定，情绪安静；傍晚时人的阳气开始收敛衰减，邪气逐渐上升占据优势，所以疾病逐渐加重；到了深夜，人的阳气潜藏于内，身体被邪气控制，所以症状最为严重，人体感觉最为痛苦。掌握疾病和人体状态的昼夜变化规律，有助于我们全方位地观察患者的情况，为临床提供预防、治疗的最佳方案，降低一些亚健康状态和疾病的发病概率。很多疾病的发作多有一定的时间规律，例如，心脏病患者的死亡时间，往往在夜里；高血压患者急性心力衰竭常在晚上11点到翌日凌晨1点发病，在晚上10点给予扩张血管和小剂量利尿剂可以提高疗效；临床研究表明，治疗哮喘的激素类药物，往往在清晨使用效果更好。

中医还有"子午流注"的时间医学理论，以时辰为计时单位，将一昼夜平均分为十二个时辰，每个时辰时长为我们现在的两个小时。根据昼夜阴阳的变化规律对人体健康状况的影响关系，认为经络之气的循行是有时间规律的，按照十二个时辰的顺序，经气流注不同的经络，流注到哪个经络，哪个经络就"当令"，也就是值班。在这个时辰，该条经络所属的脏器的功能最为活跃，随着时间推移，它会逐渐减弱到低谷，低谷之后又会走向第二天最活跃的时段，如此循环往复。"子午流注法"的流注顺序是：寅时（凌晨 3 ~ 5 时），肺经当令；卯时（凌晨 5 ~ 7 时），大肠经当令；辰时（7 ~ 9 时），胃经当令；巳时（9 ~ 11 时），脾经当令；午时（11 ~ 13 时），心经当令；未时（13 ~ 15 时），小肠经当令；申时（15 ~ 17 时），膀胱经当令；酉时（17 ~ 19 时），肾经当令；戌时（19 ~ 21 时），心包经当令；亥时（21 ~ 23 时），三焦经当令；子时（23 ~ 翌日凌晨 1 时），胆经当令；丑时（凌晨 1 ~ 3 时），肝经当令。根据这个规律，我们可以根据症状经常出现的时间和部位规律，分析判断经络和脏腑器官的健康状况。医生还可根据这些时间规律诊病治病。清代的名医叶天士喜欢在中午让患者服用泻心火的药物，因为此时心经当令，经气最旺，清泻心火的效果最好；在晚上让患者服用补脾的药物，因为上午辰时和巳时是脾胃经气最强的时候，晚上戌时和亥时则是脾胃经气最弱的时候，此时服用滋补脾胃经的药物，效果更好。

另外，古人和现代医家根据四季的变化，总结了很多四季顺时调理的养生理论和方法，我们将在下面一节详细介绍。

第三节 四季顺时调理

人体的健康与四季的气候变化关系非常密切,在春、夏、秋、冬四季的寒热温凉的气候变化中,人体的阴阳气血、脏腑器官也在发生着变化。人体只有按照自然界寒热温凉的变化调节身体机能状态,顺应春、夏、秋、冬四季阴阳消长的变化规律,才能改变和远离亚健康的状态,保持健康长寿。

一、春季顺时调理

在中国的传统文化里,春天是个美好的季节。春天是一年中的第一个季节,也是大多数人最喜欢的一个季节。古往今来,描写春天的形容词有很多,例如,人们经常说的,春回大地、春暖花开、春风拂面、春意盎然、万象更新等等,都显示出人们对春天的喜爱和期盼。在春天里,天气温暖,气候适宜,但如果摄养不当,就会出现乏力、困倦、头晕、过敏、皮疹等亚健康状态,所以我们要顺应春天气候变化的自然规律进行调理,恢复健康状态。

(一)春季的季节划分

在中国,大部分人对季节的划分还是以"二十四节气"为依据的。二十四节气与中医的养生也有密切的关系。二十四节气是由中国劳动人民发明的,以黄河流域中原地区的气候、物候为依据建立起来的文化遗产,在秦汉时期确立,不仅能反映季节的变化,还能指导人们的农事活动和衣食住行调理。春天,一般是指从立春到立夏的 3 个月,包括立春、雨水、惊蛰、春分、清明、谷雨六个节气。由于各地的气候差别较大,现在多以气象学的方法划分季节。春天的气候变化较大,经常会出现乍寒乍暖的变化。气象学上,将日平均气温连续 5 天超过 10℃称为入春。春天总的气候特点是:由寒变暖,白昼明显变长。看到了草青柳绿,花朵绽放,就预示着春天来了。

(二)春季阴阳变化及养生要点

《黄帝内经》里对自然界春天的变化有这样的描述,"春三月,此谓发陈,天地俱生,万物以荣",自然界的阳气经过冬天闭藏精气的滋养,从冬至开始升发,至立春始旺,具备生发万物的能力,但尚未至隆盛,故称少阳。阳气当令,主万物的升发,天地万物呈现出向上升华,向外舒展,疏泄宣达的自然趋势,到处是一派万物复苏、生机勃勃、蓬勃向上、生机盎然、欣欣向荣的景象。

中医养生强调天人相应,春天的气候和自然界的阴阳变化也影响人体生理和阴阳的变化。随着春天气温的回升,人体的皮肤毛发也发生了相应变化,体表的皮肤、毛孔和血管都由致密紧缩渐渐转为疏松舒张的状态。《黄帝内经》中"春气通于肝",是说人体的肝胆之气通于少阳春生之气。春主大自然的升发,肝主人体的升发,肝主疏泄,喜条达而恶抑郁。春季摄养要顺应自然界阳气上升,万物升发的特点,扶助体内的阳气不断充沛,逐渐旺盛起来,使肝胆之气得以宣发,与自然界少阳之气协调。如果违背了春季养生的规律,就会造成阳气升发太过或不及,就会如《黄帝内经》所说的那样,直接影响肝脏的功能,严重的还会为夏季养生调理留下后患。

因此,春季的养生调理,关键在养"阳"和养"生",使机体的状态与自然界阳气升发的积极趋势一致,扶助机体阳气升发,养肝胆之气,保证肝胆疏泄调畅,为夏季的养"长"打好基础。这些养生原则在春季的起居、情志、饮食、运动等各个方面调理中都要注意。

（三）春季的起居调理

一年之计在于春,春季时人们起居活动的调理,应侧重于使身心舒畅以助阳气升发,避免常见的致病因素。

1. 作息调养

《素问·四气调神大论》指出"春三月,此谓发陈,天地俱生,万物以荣,夜卧早起,广步于庭,被发缓形,以使志生",春季万物复苏,生机勃发,阴消阳长,白天时间渐长,昼夜时间渐短。春天起居调理要注意调整作息时间,做到"夜卧早起"。"夜卧"指相对于冬天适当晚睡,也就是入睡时间可以比冬天晚一些,大约应在晚上 9~10 点入睡,最好不要超过 11 点;"早起"古代是指鸡鸣之时,现代多指早上 6~7 点起床,比冬天适当早起一些,不睡懒觉。天气转暖,早上应该到空气清新、宽敞平坦的户外散步或锻炼,头发披散,衣带宽松,形体舒缓,使全身保持放松,精神愉快,胸怀宽畅,在没有任何束缚的状态下,让机体的阳气和情志随着大自然升发之气畅然勃发。白天的其他时间也要多做一些舒展条畅的活动,如做体操、打太极拳、练气功、唱歌等等,使形体、身心处于尽可能条达舒畅的状态中。

睡眠的时间与年龄及个体均有较大的差异,一般成年人每天的睡眠时间应该保证 6~8 小时,中老年人肾精亏虚,阳气不足以维持足够深度和长度的睡眠,因此大部分老年人睡眠时间较短,所以更要养成良好的作息习惯,保证每天正常的睡眠时间。睡前宜静,不宜做剧烈的运动或听兴奋的音乐,应该在睡眠前做好睡眠准备,一切均进入静息的状态,才能做到先睡心,后睡眠,拥有良好的睡眠质量。中医养生学家特别提倡睡"子午觉",提倡春天要适当午睡,以消除春困。子时是指夜间的 11 点至翌日凌晨 1 点,午时是指白天的 11 点至下午 1 点,中医认为,"子时一阳生""午时一阴生",子时和午时都是阴阳交替的时候,在这两个时段熟睡对身体有好处。

民间谚语常说"吃得好不如睡得好""吃人参不如睡五更",王安石在诗中写道"华山处士如容见,不觅仙方觅睡方",睡眠对我们健康的重要性可见一斑。子时是经脉运行到肝胆的时间,因此,春季养生应该睡子时,有肝胆病的患者更应该睡子时以养肝。如果子时还未进入睡眠,肝胆就等不到充分的休养,经常熬夜的人就会出现皮肤粗糙、面色发黄、晦暗、没有光泽,甚至乏力、头晕、皮肤黑斑等亚健康症状。午觉则是很好的充电手段,午睡能迅速补充能量,睡眠时间为半小时至一小时即可。

2. 穿衣调理

(1)春捂。有句俗语说"春日气候小孩脸,一日变三变"。春天是过渡季节,气候由寒转暖的趋势中,昼夜温差较大,经常会有天气忽冷忽热的变化。提起春天的穿衣养生保健,中国有很多"春捂秋冻""二月休把棉衣撤,三月还有梨花雪""吃了端午粽,再把棉衣送"的民间说法。这些都是人们顺应气候的宝贵实践经验,今天看来仍有一定的科学道理。

我们春天穿衣要注意保暖防寒,不使阳气受阻,重点要做好"春捂"。为什么要"春捂"呢?初春时节,天气刚刚转暖,阳气未盛,寒气未衰,经常出现乍暖还寒的天气变化,而人体的阳气刚开始升发,皮肤腠理为适应阳气升发已经开始疏松,对外邪的抵御能力减弱。如果遇上"倒春寒"的天气,过早脱掉棉衣,机体的阳气尚不足以与春寒及风邪抗衡,极易感染疾病。因此,进入春天我们要学会"春捂",尽可能迟地换掉冬装,适度保暖,"捂"住身体的热气,保证体内阳气的升发,避免外感风寒。《寿亲养老新书》指出"春季天气渐暖,衣服宜渐减,不可顿减",初春要慢慢地脱衣减衣,适当地捂一捂,特别是老人、小孩和身体虚弱者更不能太急,做到感到温热时宽衣解带或减衣,感到寒凉时立即增衣。此外,春捂也要适度得宜,要注意两个方面:一是指做好身体保暖,但绝不是封闭门窗,春天应该多开门窗通风换气,保持室内空气新鲜;二是要把握时机,一般只是指在平均气温较低,气候多变的初春,如果日平均气温低于15℃,温差大于8℃,要注意保暖,如果气候已明显转暖,就要适当减衣了。

(2)下厚上薄。唐代孙思邈在《千金要方》里提出春天衣服应"下厚上薄"。《老老恒言》中也说"春冻未泮,下体宁过于暖,上体无妨略减,所以养阳之生气"。人体阳气升发的趋势也是向上向外的,人体腰部以上为阳,腰部以下为阴,初春降温时,腰以下足腿部容易受寒邪侵袭。"上薄下厚"是指春季上衣可适当略减一些,腿脚部的衣服穿得稍厚一层,养阳收阴,才能保证春季阳气升发的状态。除此之外,中老年人及体弱之人还要注意背部的保暖,可以穿棉马甲或坎肩,多穿系扣子和拉拉链的外套,不仅顾护阳气,又方便于天气变化时的衣物增减。

3.慎避病邪

春回大地,万物复苏,春天也是"百草发芽,百病发作"的季节,各种细菌、病毒、微生物也开始活跃,容易引起呼吸道等传染性疾病。北方春天多风,经常会扬起风沙、花粉、灰尘,荨麻疹、鼻炎、哮喘、角膜炎等过敏性疾病也特别容易发作或加重。因此,春天应该注意天气的变化,保持室内空气流通,注意个人卫生,加强体质锻炼,提高机体的免疫功能。在春季呼吸道传染性疾病流行时期,免疫力低,经常反复感冒、咳嗽的亚健康人群要注意做好个人防护,才能做到"虚邪贼风,避之有时",有效地防止疾病发生。

(四)春季的情志调理

中国民间有句俗话,"菜花黄,痴人忙",说的是人们的情绪在春天容易波动,精神情志疾病比较容易发作或复发。春气通于肝,在阴阳五行和脏象学说中,春属木,与肝相通应,肝的特性为主升主动,肝主疏泄,喜条达而恶抑郁,肝气的升发太过或不及,就会引起动辄发怒或抑郁焦虑等情志疾病。所以,春季情志调理要顺应春气的升发和肝气的舒畅条达的特点,保持良好的情绪。具体要把握以下几个要点。

1. 培补生机

春季情志调理,就是要根据春季阳气升发的特点,保持积极向上、情绪乐观豁达的心态。《黄帝内经》认为,春季情志调理应该着眼于"生"字,如《素问·四气调神大论》指出"春三月,此谓发陈,天地俱生,万物以荣,夜卧早起,广步于庭,被发缓形,以使志生。生而勿杀,予而勿夺,赏而勿罚,此春气之应,养生之道也,逆之则伤肝,夏为寒变,奉长者少",奉劝我们春天里对自然万物应多加关爱,保护生机。春天是万物竞相生长的大好时光,春天里我们应该要培养热爱大自然的良好情怀,善待动植物,多放生,少杀伐。我们常说"春折一枝花,秋少一个果",植物尚且如此,动物的生命繁殖更为宝贵。春天也是人们立志成事、点燃希望的季节,我们应该给别人多一些付出和奖赏,少一些索取和惩罚,您的鼓励或帮助,不仅能促进别人的意志顺利升发,取得进步和成就,也会让自己的心情舒畅,情志条达,也就是人们常说的"赠人玫瑰,手留余香",何乐而不为呢?

2. 养肝制怒

春气通于肝,春季阳气升发,情绪波动易使肝气旺盛,阳气升发太过,肝血相对不足不能制阳,人就易烦躁发怒。怒是养生家最忌讳的情绪,是情志致病的罪魁祸首,对人体危害最大。怒则气上,怒伤肝,进而伤心、伤胃、伤脑,容易出现面红目赤、心胸烦闷、胸胁闷痛、头晕目眩等亚健康状态,严重时会出现出血晕厥等一系列危险症状。

肝主疏泄,调畅气机,肝具有调畅情志的功能,情志的异常和调节主要依赖于肝脏的疏泄调节功能。肝的生理特点是喜欢舒展、条畅的情绪而不喜欢抑郁、烦闷。春天一定要精神愉快,思想上要开朗豁达,心胸开阔,乐观愉快,使情志升发出来。肝脏的疏泄功能正常,气机调畅,心情舒畅,才能使情志趋于正常。所以春季情志调理的重点在于养肝制怒。以下介绍几个养肝制怒的方法。

(1)理智制怒。春天肝气易旺,情绪易急躁,容易发怒。我们应该学会理智制怒,在平时要有意识地控制情绪,学会有效的制怒和转移情绪的办法,使怒火平息。即当怒从心头起，将要和人吵架的时候，就要赶快提醒自己，吵架只会给双方带来更多的烦恼，不能解决任何问题。每当你发怒之前，自己劝导自己，让自己"慢"下来"等"1分钟，放松情绪"想一下"，这样做值不值？举个典型的例子，唐代有个慧宗禅师特别喜欢栽培兰花，有一次，他受邀去外地云游讲经，临行前吩咐弟子看护好寺院的数十盆兰花。弟子们深知禅师酷爱兰花，因此侍弄兰花非常殷勤。但是在一天深夜，狂风大作，暴雨如注。偏偏当晚弟子们一时疏忽将兰花遗忘在了户外。第二天清晨，弟子们后悔不迭：眼前是倾倒的花架、破碎的花盆，棵棵兰花憔悴不堪，狼藉遍地。几天后，慧宗禅师返回寺院，众弟子忐忑不安地上前迎候，准备领受责罚。得知原委后，慧宗禅师泰然自若，神态依然平静安详。他宽慰弟子们说："当初，我不是为了生气而种兰花的。"就是这么一句平淡无奇的话，在场的弟子们听后肃然起敬。

（2）疏泄宣泄。每当心情烦躁，情绪郁闷，快要怒火中烧时，迅速脱离当时的环境，运用疏泄宣泄的方法，把积聚、抑郁在心中的不良情绪，通过适当的方式表达、发泄出去，尽快恢复心理平衡。有些人采用找人倾诉疏泄的方法，例如，到环境比较清幽舒畅的公园，找知心的朋友把烦恼和郁闷倾诉出来，经过朋友的劝导，心情就会由阴云密布转瞬变为晴空万里了。还有人喜欢采用借物宣泄的方法解决愤怒，例如，美国前总统林肯先生就习惯生气时把愤怒写在纸上，再把纸撕掉或烧成灰烬，这样愤怒就得到了发泄。还有人喜欢在生气的时候洗衣服打扫卫生来发泄情绪，往往是一番忙碌之后，房间衣物焕然一新，心情也随之转好，不失为一个调节情志的好方法。

（3）七情调节。春暖花开，风和日丽的日子，最适合和亲朋好友一起去踏青郊游，置身于青山绿水中，眼前是红花绿草，耳边有鸟语花香，会顿觉心旷神怡。此外，还可以多听轻松愉快的音乐以陶冶性情，使情志舒畅调达，以利于肝气疏泄及春阳升发。

经常发怒，肝阳过亢，按照五行生克、五脏五志配属关系，"金克木""悲胜怒"的原理，可选择一些悲伤凄婉的乐曲来做治疗，以克制其肝气过旺的怒气。

总之，春季情志调理要有积极向上的心态，情绪乐观豁达，不抑郁，不暴怒，使肝气畅达，气血调畅，达到防病保健的目的。

（五）春季的饮食调理

春季饮食调理，是指通过摄入一些适合春季阳气升发的食物，防治机体脏腑盛衰、阴阳偏颇，通过食物的调摄滋养而达到调理脏腑阴阳的平衡。

1. 春季饮食调理的原则

春季饮食调理的原则，总体来说要遵循春季养阳的大原则。具体可分为温补阳气、护肝养脾、清解郁热三个部分。

（1）温补阳气。春季应多吃温补阳气、助阳升发的食物，从饮食上调理机体的阳气，达到顺利升发的状态。但需注意的是，春天机体的阳气为少阳之气，仅宜食用温补的食物助其升发，正常情况下，不可食用狗肉或羊肉等大辛大热的食物。初春气温相对较低，宜食用辛温的食物，例如，韭菜、蒜苗、香葱、香菜等蔬菜，不仅有助于驱除体表的风寒，还有助于阳气升发。

（2）清解郁热。春季饮食调理要注意清解郁热。冬天天气寒冷，人们由于御寒，生活起居和饮食等方面往往会摄取过多能量，从而在体内蓄积转为郁热。春天这些郁热如果得不到散发，轻者会出现头昏、烦闷、咳嗽、痰多、肢体困倦等亚健康症状，重者还会出现春温等春季疾病，机体这时候的状态就像一个在火上沸腾的热水壶一样，我们必须想办法把水温降至常温，也就是要清解郁热。解决的办法有3个，首先，要"揭开水壶盖""撤掉热源"，改变冬天的饮食习惯，少吃油炸、肥腻、辛热食品，阻止郁热来源，多吃豆制品、鱼肉等低能量、低脂肪的食物，做到饮食清淡；其次，要"打开壶盖散热"，通过初春食用韭菜、香菜等辛温食物或通过运动的方式，发散郁热；再次，要"添加凉开水降温"，多吃清凉、滋润、多汁的食物疏散郁热，例如，可以多吃荠菜、莴苣、菠菜、芹菜、荸荠、樱桃等蔬菜水果。

（3）护肝养脾。春季饮食调理应该根据气候和人体阴阳的偏颇情况做到护肝养脾。总的原则就是饮食要"少酸增甘"和"不食肝"。

根据《黄帝内经》中脏腑、四时及其他事物的归属关系，五色中的青色、五味中的酸味、四时中的春季与人体的肝脏相应。春季风木当令，肝气易于偏旺。如果过食酸味食物，酸味入肝，增强肝气的升发，就会使肝气更旺。木克土，肝木过旺就会克制脾土，影响脾的消化功能，这也是慢性胃炎和消化道溃疡等胃病多在春季频繁发病的原因之一。孙思邈在《千金要方》中提出了"春天宜省酸增甘，以养脾气"，强调春季饮食要防止肝木太旺，伤及脾土。甘味入脾，能补益脾气，以助抗御肝气侵犯的能力。脾胃为"后天之本"，气血生化之源，脾胃功能旺盛，才能为机体提供足够的养料,才能满足春天旺盛的新陈代谢的能量需要。所以说春天要控制酸味食品摄入量,适当多食一些性味甘平的食品,以护肝养脾。另外,春天还要选择疏肝明目的食物,调和易旺的肝气。

根据中医以脏补脏的理论,春季肝气偏旺,吃动物肝脏,则肝脏受补,肝气更旺,所以春天饮食还要注意少吃或不吃动物的肝脏。现代研究也认为,肝脏为解毒器官,春天肝脏功能活跃,肝内有可能存在残留毒素,而且肝脏内胆固醇含量较高,所以春天肝旺之时还是少吃或不吃肝为好。

2.春季代表性的养生食物

根据以上原则,我们简单介绍几种春季代表性的养生食物。

(1)韭菜。韭菜,性温,宜常食,最助人体阳气。生食辛温助阳,利于肝脏的舒畅调达,熟食甘温补中,能益气健脾,防春困,正好能对应春季肝强脾弱的脏腑特点,起到护肝养脾的调理作用。所以人们称韭菜为"肝之菜""春季之菜"。中国民间有"韭菜春食则香,夏食则臭"的说法,认为吃韭菜的时机也很重要。虽然韭菜四季常有,但以春天食用为好,老百姓都有吃头茬韭菜的习惯。头茬韭菜,叶肥根紫,味道最好,保养阳气在一年中也最为适宜。但要注意的是,韭菜不易消化,一次不要吃得太多;对于阴虚火旺或阳盛体质者,也就是经常上火的人来说,韭菜相对较为温热,不宜多食,以免助阳伤阴;另外有胃病的人也要少吃韭菜。

(2)荠菜。荠菜,又名春菜、护生菜,味甘,性平、凉,入肝、肺、脾经;具有和脾,清热,利水,消肿,平肝,止血,明目的功效;主治痢疾、水肿、淋证、乳糜尿、吐血、衄血、便血、月经过多、目赤肿痛等。古人称赞它具有济世护生的作用,荠菜的味道很好,《诗经》有云"谁谓荼苦,其甘如荠"。荠菜做汤尤为鲜美,古书上称为"百岁羹",可见其极有益于人们的健康。

目前人们追求返璞归真,很多人开始注重吃绿色无污染的食物养生,荠菜逐渐成为人们春季养生蔬菜的"新宠"。荠菜是一味药食同源的传统蔬菜,营养价值很高,既能防病又能养生。民间有"三月三,荠菜赛灵丹"以及"春食荠菜赛灵丹"的说法。现代研究认为,荠菜含有丰富的维生素 C 和胡萝卜素,有助于提高机体免疫功能,含有大量的粗纤维,能增强肠胃蠕动,还含有荠菜酸,能缩短凝血时间。中医认为,荠菜味甘性平,具有清肝明目、凉血止血、清热利尿的功效。

春季养生不妨多吃一些荠菜。但是食用荠菜还要注意以下几点:①未开花的荠菜味道更为鲜嫩好吃;②荠菜根的药用价值很高,最好连根食用,不要摘除;③不宜久烧久煮,烧煮时间长会破坏其营养成分,也会使颜色发黄,做菜时不要加蒜、姜、料酒;④荠菜可顺肠通便,便溏者和体质虚寒者应慎食或不食;⑤炒熟的荠菜最好不要隔夜食用。

(3)莴苣。又名莴笋,分春笋和冬笋,春笋质量尤佳,性凉,味甘微苦。既能清热又能补虚,催乳汁,利小便。莴苣还有增进食欲,刺激消化液分泌,促进胃肠蠕动等功能。

(4)香椿。香椿是香椿树春天新发的嫩芽,营养丰富,味苦,性平,药用价值较高,具有健胃理气、清热解毒、祛风除湿的功效。在中国很多地方又称"树上蔬菜",民间有"春食香椿不染病"的说法。谷雨前后,阳春四月,人们喜欢用香椿发的嫩芽做成各种菜肴,不仅味道鲜美,健脾开胃,还能用来预防春季常见传染病。香椿具有清热利湿、利尿解毒之功效,是辅助治疗肠炎、痢疾、泌尿系统感染的良药。香椿的挥发气味能透过蛔虫的表皮,使蛔虫不能附着在肠壁上而被排出体外,可用治蛔虫病。需要注意的是,香椿为"发物",大病初愈、皮肤病应少食或不食。

(六)春季的运动调理

春天气温逐渐升高,大自然一派勃勃生机,应加强锻炼,以辅助阳气的升发。

春天锻炼应多到室外活动,多呼吸新鲜清新的空气,汲取大自然的生机活力,活动以小运动量为宜,动作宜舒展、缓慢,以畅达、舒畅为要。运动方式因人而异,可采取散步、慢跑、打太极拳,做保健操、做八段锦、练气功、导引等运动,还可进行郊游、踏青,到大自然里尽情享受"空气浴""氧气浴"和"阳光浴",以陶冶性情,舒缓筋骨。运动以形体舒展为主,如伸、拉、牵、引筋骨关节韧带,使阳气有序升发,符合"春夏养阳"的要求。

很多人特别是女性冬季过后会感到关节僵硬,关节僵硬会影响肝的疏泄,无形中会影响情绪和心态。因此,春季热水泡手也有利于肝气的畅达升发。运动时一定要穿宽松的衣服,不穿紧身内衣、减肥塑身衣、紧身牛仔裤,不然不利于阳气的外发。运动量以运动后微微出汗为宜,注意要循序渐进,不可运动过激。以下介绍几种日常生活中简单的养肝疏肝的方法。

1. 伸懒腰

清晨醒来后，我们伸一伸懒腰，非常惬意。伸懒腰时，我们四肢舒展，周身肌肉都用力，并同时做深呼吸，具有吐故纳新、行气活血、通经活络、舒展关节、振奋精神的作用，伸懒腰后，周身肌肉关节得到了锻炼，呼吸和血液循环加快，也就激发了肝脏的功能。

2. 按掌转腰

端坐，两腿分开，两手掌重叠向两腿间按下，两臂伸直，略用力，头颈及上身缓缓向左右转动 3 ~ 5 次。这种动作与伸懒腰一样，是肢体、胁肋和腰背用力，可以行气血，动关节，通经络，有助于肝的气血畅达。

3. 抻臂翻掌

端坐，两手手指屈曲反向相扣，屈肘于胸前，用力向左右方向拉伸，做 3 ~ 5 次，然后，两手十指交叉在胸前前后翻掌 5 ~ 6 次。这样做也可以行气血，宜肝脏。

在春天，我们如果能够顺应大自然的变化，做到天人相应，注意情志、起居、饮食和运动的调理，"一年之计在于春"，做好春季养生调理对于我们一年的养生都是有益的。只要在生活中重视起来，并且持之以恒，对我们的健康长寿也是非常有益的。

二、夏季顺时调理

《黄帝内经》曰："夏三月，此谓蕃秀，天地气交，万物华实。"夏日炎炎，万物华实，气候由温逐渐转为炎热。特别是在夏末秋初的三伏天，气温较高，雨水增多，湿热交蒸，闷热潮湿，中医称为"长夏"。很多人在夏季会出现食欲减退、脸黄消瘦、乏力身困、头晕胸闷、烦躁焦虑等亚健康状态,有些地方老百姓经常说"苦夏难熬",所以夏季养生调理也要多加注意。

(一)夏季的季节划分

夏季,一般是指从立夏到立秋的 3 个月,即阳历五月至七月,包括立夏、小满、芒种、夏至、小暑、大暑六个节气。气象学上将连续 5 日日平均气温大于 22℃ 定为夏天的开始。夏季的气候特点为,五月、六月 2 个月,天气干热少雨,以热为主,湿不重,万物的生长变化以"长"为主;七月里炎热多雨,气温最高又潮湿闷热,湿热并重,万物生长变化以"化"为主,中医将这个时候称为长夏。所以夏季的调理还要根据气候有所调整。

(二)夏季阴阳变化及养生调理要点

夏季烈日炎炎,雨水充足,万物茂盛,日新月异,阳气下济,地热上蒸,天地阴阳之气上下交合,万物成实。人体应天地阴阳变化,气机宣畅,精神饱满,新陈代谢最为旺盛,也呈现出阳气旺盛的特点。阳气外发,伏阴于内,气血运行旺盛,表现为皮肤毛孔开放,排汗增多,通过汗液排泄来调节体温,以适应暑热气候。但同时体内阳气相对不足,阴气潜藏于内,《黄帝内经》说"夏气通于心",夏季养生调理要以保养心气为主。如果违背夏季的阴阳运行规律,妨碍心阳的舒张,就会如《内经》所说"逆之则伤心",引起心气虚弱的一系列症状。

夏季养生调理的基本原则是,要在盛夏防暑热之邪,在长夏防湿邪,同时要注重保护体内的阳气。阳气旺盛是万物生长的动力,阳气旺盛才能为"秋收""冬藏"打下良好的基础,所以夏季调理也要遵循"春夏养阳,秋冬养阴"的养生准则,养护阳气,着眼于"长"字。另外,夏季炎热难耐,阳气旺盛于外,机体容易内生郁热,所以夏季调理还要重"清"。这些调理原则体现于起居调养、情志调养、饮食调养、运动锻炼四个方面。

(三)夏季的起居调养

1.起居有常

在夏季起居调理方面,《黄帝内经》主张"夜卧早起,无厌于日"。根据"天人相应""春夏养阳"的规律,夏季昼长夜短,阳气旺盛,人的作息当适应天时的变化,做到"夜卧早起"。也就是说可以比春天适当晚睡和早起,入睡最晚不超过 11 点,起床最早不早于 5 点。"立夏"之后,由于天气炎热,人们又晚睡早起,睡眠相对不足,易加重身体的不适感。所以,夏季午休比任何季节都重要,增加午休非常有利于健康。午睡是我国传统的保健方法,"三顾茅庐"的故事就与诸葛亮的午睡密切相关。下午1~3 点气温最高,易出汗,午饭后消化道的供血增多,大脑供血相对减少,睡个午觉能让大脑得到休息。有条件的话,尽量小睡片刻,养足心脏阳气,以保持心神安宁。午睡时间不宜过长,一般半个小时到一个小时为宜。午睡时间过长,会加深抑制中枢神经,使脑内血流量相对减慢而影响代谢过程,导致醒后周身不舒服而更加困倦。这与中医"久卧伤气"的理论相符,久卧气血运行缓慢,脾胃运化功能减弱,轻则四肢无力,脘腹胀满,影响晚上休息,重则伤气伤阳,违背夏季的养生调理规律。上班和上学族如果没有条件午休,也可以听听舒缓的音乐,或是闭目养神一下,使身体平稳过渡,在短时间内给身体"充电",提升"精气神",提高工作和学习效率。据统计,老年人夏季午休可降低心、脑血管病的发病率,有防病保健的作用,所以夏季养生调理更应重视午睡。

目前,人们的消暑条件比古代好多了,房间里有了空调、电扇和冰箱等避暑电器。很多人因为怕热,夏天大部分时间会因为躲避阳光而长时间待在空调屋里,时间长了,会感到身体很不舒服,出现一些头晕、恶心、乏力、胸闷等亚健康症状,甚至会生病。古人早就告诫我们夏季要"无厌于日",在早上和晚上,太阳斜射相对凉爽的时候,积极地参加户外活动,进行"日光浴",采自然界之阳补人体之阳,不仅促进机体对钙和磷的转化吸收,还能通过汗液的排泄,把体内的郁闷宣泄出去,使身体顺应夏季宣发生长的状态。同时,夏季出汗较多,一定要记得及时补充水分。"汗为心之液""汗血同源",心主血,汗出过多就会耗伤心阴,进而损伤心阳,出现乏力、气短、心慌、心悸等亚健康状态,严重者还会出现晕厥等伤暑中暑等病症。

夏季养阳,起居方面还要防止"因暑取凉"。例如,有些人暑天过分贪凉,食用冷饮过度,可能当时觉得很舒服,但时间长了,就会出现一些食欲减退、头晕、腹胀、腹痛等亚健康症状或疾病。因此,我们暑天也要时时处处不忘顾护阳气。

首先,在户外乘凉时,应避免在阴凉的风口久坐、久卧或久睡,夜间睡眠时,人们穿盖衣物较少,要特别注意腹部不能受凉,有些地区有穿"肚兜"的习俗,老人和小孩晚上休息时都喜欢穿肚兜,这是很符合夏季养生之道的。其次,电风扇不宜对着头面部和背部久用猛吹。"神仙也怕脑后风",人脑后有风池、风府两大穴位,督脉经,夏季暑热外蒸,汗液大泄,毛孔大开,电风扇久用猛吹,风寒湿邪易从头颈背部侵袭，引起头痛、肌肉酸痛、颈背腰痛、面部麻痹等症状。再次，要预防空调病，炎热夏季，有些人在空调房间内时间过长，室内外温差过大，违背了顺应四时的养生规律，时间长了伤及阳气，就容易患上空调病。《黄帝内经》主张夏季"使气得泄"，要让体内的热气自主发散出来，在空调屋里待得过久或温度过低，毛孔闭合，暑热内郁，阳气受损，久之会出现浑身不适、心烦不宁等症状，室内外温差过大，出门难以适应，还易发生中暑和感冒。另外，夏季四肢部位裸露较多，很多女士喜欢光脚穿露肩露脐的服装。长期在空调房间内受冷气刺激，寒气易乘虚而入，容易出现关节、肩背部僵硬疼痛和腹部冷痛等亚健康状态，严重者易患关节炎、肩周炎、腹痛、腹泻等病症。所以，要正确使用空调，室内外温差不要太大，在空调屋里时间不宜过长，注意定时开窗通风。最后，大汗或冒雨涉水后，不要立即用冷水淋浴，否则就会使寒气、湿气乘虚而入。夏季要洗热水澡，或用热水泡脚，不仅有利于机体排热，还更利于散去暑热，更好地消除炎热、暑湿和疲劳。

2. 穿着合理

夏季穿衣除了顺应温度变化以外，还要注意防晒，保护皮肤，保持汗液的通畅，夏季炎热，皮肤腠理开泄，汗出较多，因此，适当少穿衣服有利于散热。但是，夏日在日照强烈气温超过 35℃ 时，如果穿衣过少，不仅不利于散热，裸露皮肤还会从外环境中吸热，让人感觉更热。另外，夏季有些男士喜欢光膀子，很多女孩喜欢穿露背装或露脐装，这样的着装非常容易受寒，与夏季的养生调理原则也是相违背的。背部的督脉主管一身的阳气，背部受寒会影响全身的阳气运行。脐部与胃肠相连,属于任脉神阙穴,任脉调节阴经气血,与女性的生殖系统密切相关。脐部和腹部受寒,不仅会出现腹痛、腹泻等症状,还可能引起痛经、月经紊乱或宫寒不孕等病症。所以,夏天也要切记穿衣不可太薄,尤其要注意腹背部保暖。夏季穿衣要选择透气又吸汗的真丝、棉麻衣料,要宽大透气,颜色要选择浅色系列,减少紫外线的吸收,利于汗液的排出;还要注意衣服被汗浸湿后要及时更换,防止湿气入里伤阳化热,形成痱子、湿疹等皮肤病。另外,夏季外出要"全副武装"做好防晒,如戴遮阳帽、太阳镜,打遮阳伞,涂抹防晒霜等。

3. 防虫叮咬

夏季蚊虫较多,经常在夜里偷袭人们,不仅影响睡眠,还可能引起皮肤过敏和感染,甚至还会染上疟疾、乙脑等传染病。所以夏季睡眠时要做好防蚊和灭蚊工作。在蚊帐里睡觉应该是最为健康环保和有效的防蚊方式,建议家里有小孩或不耐受灭蚊防蚊化学用品的人们采用此种形式。另外,推荐几种蚊虫叮咬后的止痒方法:①肥皂水涂抹止痒。蚊虫叮咬后引起人体肌肉酸痒的是"蚁酸",肥皂水的碱性能与蚁酸迅速中和而很快止痒,效果非常好。②鲜马齿苋汁止痒。用马齿苋茎叶搓揉出汁,涂搽患处,具有止痒消肿的效果。③蒜瓣切片止痒。用切成片的大蒜在患处搓1分钟,有止痛、去痒、消肿的作用。夏季还要注意消除凉席上的螨虫,经常清洗、晾晒凉席,防治螨虫滋生。

(四)夏季的情志调理

在夏天,人们总是有这种体会,常常会莫名出现乏力、心烦、心慌等症状,特别是越是急躁,这些症状越多也越重,夏季也就越难受。这是为什么呢?因为夏季在五行中属火,内应于心,夏天精藏于心,所以暑气最易入心伤心,烈日酷暑,出汗较多,汗为心之液,最易耗伤心气,心主神志,所以炎夏容易出现心烦、中暑等症状。

夏季天热,人们容易烦躁,所以要重视情志调理,避免心急气躁。《黄帝内经》强调夏季情志调理要养"长",夏季应该"使志无怒,使华英成秀,使气得泄,若所爱在外,此夏气之应,养长之道也",意思是夏天要使精神像自然界的万物一样蓬勃茂盛,使机体的气机宣畅,心情舒畅,情绪外向,切忌发怒,使精神情绪顺应夏季宣发生长的状态,这才是夏季情志养生调理的主旨。我们平常要学会用积极的心态对待生活,学会不良情绪的排遣方法,要心胸广阔,乐观向上,才能有利于夏季神清气和,身体康健。

夏季要以静养心。炎炎夏日常常令人心烦,烦则更热,所以静心安神在夏季尤为重要。人们经常说"心静自然凉",就是能让我们情绪迅速平静下来,宁心静心是最好办法了。夏季里怎么能做到静心呢?首先,要做到"恬淡虚无",保持精神情绪的恬静、安详,清心寡欲,不可过喜过悲,要心态平和宁静;其次,避免不良的情绪,夏季阳气外发,最忌焦躁、遇事一蹦三跳、火冒三丈等火爆脾气,否则因燥生热,会心火内生而引发其他疾病;再次,在起居的各个方面营造清静凉爽的感觉,例如,将室内的物品收纳整洁,窗帘、沙发套换成清凉的冷色调,卧室铺上竹席或藤席,室内装饰上从感官上给人以清爽的感觉,还可以通过旅游避暑、纳凉聊天等方式,在大自然中或与别人愉快的交流中养心调神,愉快度夏。夏季静心养神还可以通过闭目养神和静坐的方法。在室内或阴凉处端坐后,将双手自然平放于双膝,闭目静心,舌尖抵住上腭,待口腔内津液充满后轻轻咽下,静坐 15～30 分钟,便能取得静心养神的良好效果。

夏季情志调理就是要把"养长"与"静心"结合起来,多做户外运动,心情平静,不急不躁,通过自我调理、多与人交往或户外运动等方式把心中的抑郁燥热散发出来,这样心情才能畅达。正所谓心静自然凉,心宁而神安。

(五)夏季的饮食调养

我们前面说过,夏季,人体的阴阳消长、脏腑的功能,都有特殊性,饮食调理也要顺应自然界及人体的变化规律,以养长养阳为准则,重视饮食调理的方法。

1. 夏季饮食调理的原则

(1)养心解暑,健脾化湿。夏季暑邪当令,五行属火,通于心,其性热,火热之邪最易伤心而导致心病,常见心神不宁的亚健康症状,如心神不定、心悸失眠、头昏目眩等。"汗为心之液",夏天汗出过多,会损伤心气,所以夏季应注重养心。宜多吃一些清热解暑的食品,也可服用辛凉散发或甘寒清暑的中药,如菊花、薄荷、荷叶、金银花、连翘,以利心火、散暑热。到了夏末秋初的长夏(与脾相应),天气闷热,阴雨不断,湿气较重,脾喜燥而恶湿。一旦脾阳为湿邪所遏,超出了脾胃的适应能力,就会产生食欲减退、大便稀溏、脘腹胀满、四肢不温等寒中洞泄一类的脾病了。所以长夏饮食宜清淡,少油腻,少生冷,脾虚的人可以少食多餐,根据自己的饮食习惯适当吃些辣椒,增加食欲,帮助消化,抵抗湿邪对脾脏的侵扰。也可以服用健脾化湿的中药,如白术、莲子、茯苓、藿香、白豆蔻之类,既健脾胃,又祛暑湿。

（2）五味调和,饮食清淡。夏季饮食五味宜苦、辛、酸、咸,少甜。"天人合一"是中医养生调理的指导理论,人要和自然界的变化相适应,所以五味的调和也要根据每个人不同的年龄、身体状况、环境地点和季节气候进行调整。就夏季而言,应该适当多吃些苦味、酸味、咸味及辣味的食物,少吃甜味。因为夏季气候炎热而潮湿,苦味可以清热泻火,还可以健脾气、除潮湿,如苦瓜、莴苣、芦笋等有清心除烦、提神醒脑的作用。夏天人们出汗过多,尤其是从事体力活动大量出汗后,要及时补充盐分。夏天的饮食宜清淡,佐以少量咸味蔬菜,可以增进食欲。另外,夏季出汗多最容易丢失津液,喝水较多会冲淡胃酸,适当吃些酸味食物,如番茄、柠檬、草莓、乌梅、葡萄等能敛汗生津,健胃消食,可预防流汗过多而耗气伤阴。若在菜肴中加点醋还可以杀菌消毒,防止夏季胃肠道疾病发生。甜味摄入过多会生湿生痰并且影响食欲,夏季气候潮湿闷热,人体本来就容易生湿,过食甜味更易助湿生热,导致胃胀、食欲差,所以夏季不宜过食甜味。夏季饮食应以清淡为主。因为在夏季,人体本身顺应阴阳变化而出现阳气宣发,若是常吃肥甘厚腻之品,会加重脾胃的负担,造成脾阳虚弱,而出现痰湿。故《孙真人卫生歌注释》说:"三伏天,食物尤要淡味节减,使脾胃易于磨化,则腹疾不生。"是说夏天要吃脾胃容易消化的饮食,这样才能杜绝胃肠道疾病的发生。清淡的饮食,就是平常说的"粗茶淡饭"。主食要以五谷杂粮为主,副食以豆类、蔬菜、水果、菌类为主,烹饪以清蒸、水煮为主,减少煎炸,少放油盐。

2. 夏季饮食注意

（1）夏季饮食要节制。《黄帝内经》说："谷肉果菜，食养尽之，无使之过，伤其正也。""饮食有节……故能形与神俱，而尽终其天年，度百岁乃去。"食物本来是营养人体的，但是如果饮食不节制，就会适得其反，伤害人体的正气，所以一定要节制饮食，三餐规律，饮食有节，这样才能使形体与精神相一致，才能颐养天年。饮食节制除了要防止暴饮暴食之外，还要注意三餐的分配。俗话说，"早吃好，午吃饱，晚吃少"。唐代孙思邈在《枕上记》中说："清晨一盘粥，夜饭莫教足。"《饮膳正要》中说："晚饭不可多食，晚饭少一口，活到九十九。"因为晚上人体的新陈代谢速度逐渐减慢，消耗的热量也比白天明显减少，晚饭吃得过多就会在体内转化为脂肪使人发胖。同时晚饭吃得过饱或过于油腻还会增加肠胃负担，出现腹胀、消化不良等现象，并影响睡眠，即所谓的"胃不和则卧不安"。特别是老人、小孩消化能力本来就不强，夏季则更差，吃得过饱，难以消化，容易使脾胃受损，导致胃病。正如谚语所说，"要想小儿安，三分饥和寒"。汉代张仲景早在《伤寒论》中就提出"损谷则愈"，即在保持身体基本热量需要的基础上，少吃一点儿，很多病自然就好了。我们现代的一些常见病，如糖尿病、痛风、高脂血症等与饮食不节制有密切关系。古人提出的"损谷则愈"到现在仍有重要的饮食调理指导意义。

（2）夏季不应恣食生冷。夏天炎热，阳气宣发在外面，阴气就被郁于体内。如果吃了过多生冷的瓜果蔬菜，就会使寒湿盛于体内，违背了"春夏养阳"的原则，可能引起胃痛、腹痛、腹泻等消化系统疾病。尤其是老年人脾胃阳气已逐渐衰退,过食生冷会进一步伤及肾阳,造成泄泻不止。儿童消化机能尚未充盈,在夏季又易感暑热湿邪,如常吃生冷食物,尤其是冰激凌、饮料等,糖分又高,极易损伤脾胃的运化功能,出现长期食欲减退、腹痛、大便异常等症状。如果不从饮食上进行纠正,听之任之,就会造成胃肠疾病,可能影响孩子一生的健康。女性有经、带、胎、产的特殊生理过程,容易气虚血亏,女性更不能恣食生冷,尤其是经期、产后更要注意,过食生冷不仅伤害脾胃,更可造能成子宫寒证,引起白带过多、痛经,甚至不孕。

（3）夏季饮食要注意卫生。夏季尤其是长夏,潮热的气候特别适合细菌和病毒的滋生繁殖,再加上夏天人们喝水多,胃酸被稀释,消化道的防御功能减弱了,再不注意饮食卫生就特别容易患肠炎、痢疾等消化道传染病。所以养成良好的饮食卫生和个人卫生习惯是预防夏季胃肠道传染病的最主要的措施。不要买变质的食材,食物最好现做现吃,过夜食物要充分加热后再吃,生吃瓜果要清洗消毒;在做凉菜时,应加蒜泥和醋,既可调味,又能杀菌,还有增进食欲的作用;不要过食生冷,保持脾胃功能的强健。注意这些方面就可以做到"正气存内,邪不可干"。

3. 夏季有益养生食物简介

在人们几千年的饮食保健养生经验的积累中,形成了有益于养生的夏季饮食习惯,适当搭配不仅可以防暑解暑,而且还可以防病治病。下面分类给大家简要介绍。

（1）蔬菜类。夏季露天种植的蔬菜,品种最多,相对于反季节蔬菜,其营养价值和安全性更高。夏天应季蔬菜性多寒凉,味甘、酸或苦,有清暑解热、清心去火的作用。代表性的蔬菜为冬瓜、黄瓜、苦瓜等。

冬瓜,性凉味甘淡,入肺、大小肠、膀胱经,具有利水、消痰、清热、解毒的功效。四季皆可食用,但在夏季食用效果尤佳。在夏季尤其是闷热潮湿的长夏,经常吃冬瓜,可以清除湿热,有助于排出体内的水分,对动脉硬化、冠心病、高血压、肾炎水肿等疾病有良好的食疗作用。冬瓜具有减肥降脂的作用,对于身体水湿过重造成的单纯性肥胖,效果很好。民间常常把冬瓜与鸭肉、赤小豆、莲藕、扁豆、生姜等食物放在一起烹调,具有很好的健脾利湿、清暑滋阴的效果。把冬瓜与生姜相配制成生姜茶,可治疗夏季胃气虚或胃寒而又水湿较重的病症。需要注意的是,冬瓜属于寒凉食物,古书中记载说"热者食之佳,冷者食之瘦人""若虚寒肾冷、久病滑泄者,不得食",所以,脾胃虚寒和肾虚腰痛的人不宜过多食用冬瓜。

黄瓜,性寒味甘,含水量丰富,具有清热利尿、除湿降脂的功效。经常食用或切片外敷对于减肥和抗皮肤老化具有良好的作用,是厨房里美容减肥的明星食品。黄瓜中的葡萄糖苷等成分有一定的降血糖作用,黄瓜可供糖尿病患者食用。黄瓜较为寒凉,多食易耗伤脾胃,所以不要空腹生吃黄瓜。老人、儿童、孕妇、胃寒腹泻者、四肢不温者,均不宜多吃。

苦瓜,性寒味苦,和其他菜一起烹饪时不把苦味传染给其他菜,故又名"君子菜"。因其营养价值和食疗作用较高,深受人们喜爱,是大自然在夏季送给我们的消夏食品。它具有开胃健脾,消暑清心的作用,对于夏季易发的胃肠病和轻度消化不良有较好的防治作用。它含有类似胰岛素的物质苦瓜苷,有明显的降糖作用,对糖尿病患者有很好的辅助治疗作用。另外,苦瓜还有清肝热,解热毒的功效,所以吃苦瓜可作为目赤、疔肿、痱子等病症的防治食物。另外,苦瓜具有"生则性寒,熟则性温"的特点,就是说皮为青色的苦瓜性寒,具有清心除热明目的功效;皮为浅黄色的苦瓜性温,具有养血滋肝,润补脾胃的功能,我们可根据自己的需要选购苦瓜。苦瓜烹饪时要注意,苦瓜切好后要在沸水中浸泡 1~2 分钟,滤水后再煮炒或凉拌,沸水浸泡既可以减少苦味,又可以去除苦瓜的毒性来源——苦瓜素。苦瓜熟食,苦味变淡,寒性降低,能保持一定的清热作用而不容易损伤脾胃,同时增强开胃的作用。常用食疗方推荐清炒苦瓜、苦瓜炒鸡蛋、苦瓜炒肉丝、苦瓜炒青椒等。

茄子,性凉,味甘,入胃、肠经。维生素 P 的含量很高,能使血管壁保持弹性和生理功能,防止硬化和破裂。经常吃些茄子,有助于防治高血压、冠心病、动脉硬化和出血性紫癜。茄子为"药食两用"的食物,有清热凉血、消肿解毒的功效。对于大便干结、痔疮出血,容易长痱子和疮疖的人,夏天多吃些茄子尤为适宜。但是,李时珍在《本草纲目》中指出"茄性寒利,多食必腹痛下利",茄子属于寒凉性质的食物,因脾阳不足而消化不良、容易腹泻的人,则不宜多食。

生姜性温味辛,能祛风散寒,促进胃肠消化功能,有温中止呕、和胃止泻之功效。谚语说得好,"冬吃萝卜夏吃姜,不用医生开药方",民间有"生姜治百病"的说法,生姜有很高的食用和药用价值,在夏季食用效果尤为明显。夏季若因中暑而昏厥不省人事时,用姜汁一杯灌下,能使患者很快醒过来。对一般暑热,表现为头昏、心悸及胸闷、恶心的患者,适当喝点生姜汤大有裨益。我国传统的防暑中成药——人丹,里面就含有生姜的成分,有祛风健胃、提神醒脑的作用。暑天出汗较多,人们多贪食冷饮,体内易产生寒湿之邪影响脾胃运化功能。夏季凉拌或烹饪食物时加入生姜,有开胃健脾、杀菌解毒、温胃散寒等作用。长时间在空调环境中工作的人,夏天不妨经常喝点儿生姜水来养护阳气,预防疾病。夏天吃姜应注意不宜过量食用,阳盛或阴虚火旺的体质的人最好不要多吃。

(2)野菜类。夏季的野菜品种较多,绿色天然、营养丰富,大多具有清热解毒的功效,非常适合在夏天食用。我们重点介绍几种常见的野菜。

马齿苋,性寒,味甘酸,微咸,归肝、大肠经,鲜嫩可口,营养丰富,具有防病保健的作用,是糖尿病、高血压、高脂血症患者药食两用的佳蔬。食用马齿苋既能补充身体营养,还能清热解毒、散血消肿。马齿苋又称"通肠草",能使"泻者能止,秘者能通",对胃肠功能具有双向调节作用。夏季常吃,能促进口腔、胃和十二指肠溃疡的愈合,可有效防治胃肠道疾病。治疗细菌性痢疾,马齿苋与蒜泥拌匀食用效果非常好。

其他野菜还有蒲公英、藿香、荆芥、薄荷等茎叶也可以食用。蒲公英新鲜茎叶能清热解毒、消肿祛痈,多凉拌食用。藿香则能解暑化湿、散寒行气、和胃止呕,对于夏季外感风寒或湿邪引起的感冒、恶心、呕吐、泄泻等症状尤为适用。藿香多煮粥、凉拌食用。

(3)水果类。夏天水果种类繁多,我们在吃水果的时候要先认识水果寒、热、温、凉、平等性质,判断自己的体质,选择合适的水果。夏季的水果大体分为两类,一类为多汁甘甜的寒凉性水果,如西瓜、甜瓜等,具有清暑热、解烦渴、利小便的功效,为夏季清热消暑的佳品。特别是西瓜被中医医家称为"植物白虎汤",是大自然赐予我们的天然饮料。西瓜皮则有更好的药用价值,水煎服可以治疗水肿,晒干后焙干可以治疗口腔溃疡。但这类水果较为寒凉,食用要节制,老人和脾胃虚寒、腹胀便溏者不宜多吃。另一类为酸甜的温热性水果,如桃子、杏、李子、葡萄、荔枝等,能够生津止渴,健脾温中、补火助阳,可以补充人体所需的营养物质,但一定要适量,特别是阴虚火旺,平时容易上火的人要少食慎食。

(4)肉、蛋、豆类。夏天要多喝粥类以清解暑热,如绿豆粥、荷叶粥等。绿豆对夏季出现的心烦口渴、尿短赤、泄泻等症有明显的防治作用。所以绿豆汤是夏天解暑清热的最好饮品,经常饮用可以预防疖肿和痱子,治疗水肿。赤小豆是夏季另外一个解暑的主力军。赤小豆有清暑热、消水肿和治疗皮肤生痈化脓的作用。长期食用赤小豆,对单纯性肥胖者有减轻体重的作用。夏季肉类以性微寒的鸭肉最为适宜,既能滋阴养胃、清肺补血,还有消除暑热、利水消肿的功效,烹饪多选清淡的煲汤。从中医"热者寒之"的原则看,特别适合素体阳盛或阴虚阳亢的人食用。但是鸭肉性寒,感冒和慢性泄泻患者不宜食用。

(六)夏季的运动调理

夏季天气炎热,新陈代谢加快,出汗较多,消耗能量也多,心脏的负担较重,要避免剧烈运动,以免大汗淋漓,汗出过多耗伤心阴,出现一系列心脏受损的症状。所以夏季运动以轻缓舒适的低强度活动为宜。运动时间选择一天中较凉爽的时间进行,最好在日照之初的清晨或日落之后的傍晚进行,以避免阳光的蒸晒。场地选择空气清新的地方,运动项目以散步、慢跑、游泳、太极拳、气功、保健操等为佳。运动要把握适度原则,就是要以不疲劳为度,避免大量汗出。夏天室外运动较少时,还可以做日常生活中一些简单易学的室内锻炼养生功法,以达到养心活血,舒筋通络的目的。

1. 梳发法

双手五指分开,像梳头一样伸入发间,从前额到头顶再到脑后部,每次做 60 次,每天做 5 次。动作要轻柔。孙思邈说过,"梳头可以使人身体悦泽,面色光辉,鬓毛润泽,耳目精明,令人事美,气力强健,百病皆去"。头部是人体阳经聚集的部位,穴位特别丰富,所以常梳头有升发乌发,消除疲劳和清醒头脑的作用。

2. 浴面法

双手掌搓热,像洗脸一样擦面,中指沿鼻部两侧自下向上,带动其他手指,到额头向两侧分开,经两颊而下。每次 2 分钟,每日数十次。因为足三阳经起于头面部,经常浴面可促进经络血脉运行,起到防止皮肤衰老,减少皱纹的美容作用。

3. 吞津叩齿法

闭目端坐,全身放松,两臂自然下垂放于膝盖之上,舌抵上腭,口唇轻闭,待口腔内充满津液时咽下,可连续吞咽 3 次,然后上下齿有节律地互相轻叩。先叩两侧的臼齿 10 次左右,再叩门齿 10 次,每日 3 次,可以养心安神,固齿,健脾。

4.双手攒拳法

端坐,两臂自然放于两股之间,双手握拳,吸气时紧握,呼气时松开,可连续做 6 次。此法随呼吸而用力,用力握拳时中指指尖正好按压掌心劳宫穴,具有调节气血、养心保健的功效。

5.上举托物法

端坐,左手按在右腕上,双手用力上举,如托重物。调匀呼吸,吸气时用力上举,呼气时放松,连续做 15 次后,左右手交换,右手按在左腕上,再做 15 次,动作如前。这种功法可以疏通经络,行气活血,活动上肢肌肉关节。

6.手足争力法

端坐,双手十指交叉相握,右腿屈膝抵于两手掌中,手脚稍稍用力相争,然后放松,换左腿,动作如前,交替做 6 次,有宽胸理气、活动筋骨的作用。

总之,夏季虽然天气炎热,也不能躲在空调屋内不动,应该适度活动,做一些养护心脏的运动。

三、秋季顺时调理

夏去秋来,秋高气爽,气候由炎热转为凉爽。秋天是寒来暑往的过渡季节,气候多变,温差较大,秋天也是身体的"多事之秋",所以秋天的养生调理要格外重视。

(一)秋季的划分与特点

秋季指的是从立秋至立冬的 3 个月,指阳历 8 月、9 月、10 月,相当于我国农历的七、八、九月,包括六个节气,分别为立秋、处暑、白露、秋分、寒露、霜降。

(二)秋季的调理要点

秋季天气由热转凉,再由凉转寒,阳气渐收,阴气渐盛;碧空如洗,地气清肃,是万物成熟收获的季节。秋季的气候由热转寒,处于阳消阴长的过渡阶段,总的气候特点以凉爽干燥为主。人体的阴阳盛衰也随夏长到秋收而相应改变,由阳盛开泄转为阴气收藏。燥为秋季主气,而秋气通于肺,燥易伤肺。肺及与肺密切相关的皮肤、鼻、大肠等组织器官都易出现干燥的现象,所以秋季起居、饮食和情志调理都要做出恰当的选择。

《黄帝内经》曰:"秋三月,此谓容平,天气以急,地气以明。早卧早起,与鸡俱兴;使志安宁,以缓秋刑;收敛神气,使秋气平;无外其志,使肺气清;此秋气之应,养收之道也;逆之则伤肺,冬为飧泄,奉藏者少。"这就是秋季养生调理的总原则。所以秋季顺时调理要遵循"秋冬养阴"的基本规律,重点放在养阴、养收方面。秋季养阴是要适应自然界阴气渐旺的规律,保养人体阴气为冬藏打好基础。养收是指起居、情志、饮食、运动锻炼等方面都要避免向上向外的开泄,以收敛春夏阳气勃发的状态。因此,秋季养生在对起居、情志、饮食、运动等方面进行调理时,应注重一个"收"字。

(三)秋季的起居调理

1. 早睡早起,作息规律

到了秋季,起居作息也要做出相应的调整,《黄帝内经》中提倡宜"早卧早起,与鸡俱兴",意思是说,秋天里我们应该像打鸣的鸡一样,日出而作,日落而息,做到早起早睡。早起可以"使肺气清",有助于阳"长",早睡可以"收敛肺气""使志安宁",有助于敛"阴",恰好符合"春夏养阳,秋冬养阴"的秋季"养收之道"。

秋季夜晚,凉风习习,夏季养成的开窗睡眠的习惯也要改变,初秋天气转凉时莫要贪凉,入睡之前,要把窗户关小一些,以免风寒湿之邪入侵,引起感冒、头痛、面瘫、腹痛、腹泻等病症。另外,古人还提出睡眠的方向,要"春夏向阳,秋冬向西",可根据个人的习惯做调整。

2. 秋衣宜冻,合理穿衣

秋天的气温及早晚温差变化均与春天相同,所以人们常说"二八月乱穿衣"。体质强弱、耐寒能力及穿衣习惯各有不同,学会科学合理的穿衣才会为平安度过"多事之秋"做好准备。秋季是夏季到冬季的过渡季节,气温总体趋势是逐渐降低,"一场秋雨一场寒",特别是中秋节过后,秋风渐起,温度降低,甚至会突然寒潮来临,所以要加强耐寒锻炼,提高机体抗病能力,以适应冬天寒冷的环境。注意增加衣服,但一次不要增加太多,正如俗话说的"春捂秋冻,百病不生"。这种方法与古人强调的秋季"薄衣御寒"的养生之道是一致的,秋天,人体阳气相对旺盛,应该适当"冻一冻",让逐渐减弱的阳气和逐渐增强的耐寒能力慢慢适应秋冻的寒凉。但是这只是相对于正常体质的健康人来说的,而且秋冻也是有限度的。首先,进入深秋以后,人体阳气衰减,寒气加重,就不能盲目进行秋冻了,要随着天气变化逐渐增减衣物;其次,有心脑血管疾病、呼吸系统疾病、关节病等基础疾病的人,以及身体虚弱的老人和小孩都不宜秋冻,以免旧病发作或感染风寒湿邪。

3. 护肤防燥,保湿防晒

秋天北方的气候干燥,特别是我国北方,很多人会感到皮肤干燥、皲裂、瘙痒。所以秋天还要注意护肤,用一些保湿滋润的护肤品,给肌肤补充水分。秋天的紫外线还很强,而且皮肤干燥缺水更易受到伤害,所以还要注意做好防晒措施。当然,光靠化妆品的保湿补水是不够的,我们还要注意多喝水,多吃水果,从饮食上给身体补水。

(四)秋季的情志调理

秋季万物凋零,大自然呈现一派草枯叶落、萧条颓废的景象。人们在这样的环境下,容易触景生情,产生凄凉、孤独等伤感情绪。中医学认为,"秋气内应于肺""肺在志为忧",因此在秋季,尤其是在秋风萧瑟、阴雨绵绵的日子里如遇到不舒心的事情,内外相合,容易导致情志抑郁,老年人还容易产生落寞孤独的情绪。现代医学研究认为,人脑松果体分泌的"褪黑色素"能诱人入睡,但分泌过多还能使人抑郁消沉,产生"季节性抑郁"。在夏天,阳光充足,"褪黑色素"分泌较少,入秋后气温降低,阴雨天气增多,日照减少减弱,这种激素的分泌就相对增多,人就容易情绪低落、多愁善感,严重者还可出现心悸、失眠、注意力不集中等"秋季抑郁症"。

怎么预防和消除这种"悲秋"的情绪呢?《黄帝内经》认为,秋天情志调养要"使志安宁,以缓秋刑;收敛神气,使秋气平;无外其志,使肺气清;此秋气之应,养收之道也",意思是指秋天应该心境安宁平静,情绪乐观,避免不良情绪刺激,清静养神,使人体的情志与秋季养"收"的原则相适应。首先,要尽量到室外进行日光浴,在阴雨天,在室内要打开光源,减少抑郁等不良情绪的产生;其次,要多参加运动或积极向上的集体活动,如外出游玩,登高赏菊,换一种心境来体验、享受生活。秋高气爽,硕果累累,红叶似火,美丽的秋景很快会让我们心旷神怡,还可以多听一些轻松明快的音乐,看一些喜剧故事的书或电视剧,少一些伤感怀旧的情绪,学会主动调节精神状态,安然度秋。

（五）秋季的饮食调理

俗话说,"一夏无病三分虚",秋天的饮食调理得当,不仅能为机体提供营养物质,还能恢复和调节脏腑的功能,为冬天的神清气爽、精血充盛打下良好的基础。秋季饮食调理要遵循"秋冬养阴"的原则,着眼于养收,重点在养阴和润燥方面。

秋季的饮食调理原则

（1）宜分时段进行。初秋气候仍然炎热潮湿,温差较大,应吃一些清淡、易消化吸收的食物,如豆类、蔬菜、水果等;仲秋气候干燥炎热,人容易疲乏,要吃一些营养丰富、滋阴润肺的食物,如藕、梨、蜂蜜、芝麻等,以提高人体免疫能力,防治秋燥;晚秋天气由凉转寒,是饮食进补的好时候,可选择红枣、花生、芡实等食物以养血滋阴润燥。

（2）养阴润燥。中医学认为,燥为秋天的主气,在秋天不同时段引起人体病变又分为温燥和凉燥。秋燥损伤人体津液,容易引起口鼻干燥、口唇干裂、咽干少津、皮肤干燥、大便干结等症状。所以秋天饮食调理要以滋阴润燥为主,多喝开水、淡茶、蜂蜜,多吃果仁类或乳脂类食物。

（3）少辛增酸。秋天饮食五味有讲究。肺为秋季的主气,而辛味入肺,适量的辛味能助肺开散,调节气机。健康的人正常状态下可以少量吃些辛味的食物,但不可过食,尤其是对于已经出现燥邪伤肺症状的人,如口鼻干燥、咽干唇裂、干咳少痰等表现,更不能吃辛辣食物。肺属金,金克木,肝属木,酸味入肝,进食酸味食品可以增强肝脏的功能,以防过旺的肺气克肝。酸味还能助肺敛气,符合秋季养收的道理。所以秋天要少吃一些生姜、大葱、辣椒等辛味食品,多吃一些山楂、苹果等酸味的水果。

(六) 秋季的运动调理

秋季燥邪最易伤肺,肺为秋季的主脏,所以秋天的运动锻炼也要以补肺益气为佳。早晨空气清新,气候宜人,秋易生悲,所以秋天宜在凉爽晴好的天气到户外运动。下面介绍几种适合秋季运动调理的锻炼方法。

1. 扩胸调肺法

站立挺胸,双手臂由胸部向两边扩开,同时调节呼吸。这种运动有利于促进血液循环,加快呼吸交换,从而增加肺活量。

2. 按摩利肺法

按摩迎香穴:以环指或中指指腹按摩鼻翼外缘的迎香穴,以发热为度,早晚各 1 次。长期按摩有通肺利窍的功能,对预防感冒和哮喘有一定的作用。

按摩膻中穴:双手搓热,相叠置于两乳连线中点的膻中穴。顺时针、逆时针各揉按 36 次,有补益肺气的作用。对于咳嗽或咳痰不爽的患者,按摩后捶背可促进排痰。

3. 登山、旅游等户外运动

秋天气候宜人,山区郊外空气清新。身体条件好的话,可以和家人或朋友一起出去旅游,在游山玩水中,既能强身健体,活络筋骨,呼吸大自然的新鲜空气,还能在大自然中净化心灵,陶冶情操。

四、冬季顺时调理

冬季是个万物凋零、生机潜藏的季节,是人体阳气闭藏、匿藏精气的时节。冬季顺时调理主要指通过起居、精神、饮食调养和运动锻炼等方法，以"养藏"为根本，达到保养精气、强身健体、延年益寿的目的。

（一）冬季的季节划分

冬季，包括立冬、小雪、大雪、冬至、小寒、大寒6个节气。气候特点为寒冷阴湿，《黄帝内经》中说"冬三月，此谓闭藏。水冰地坼，无扰乎阳"，在中国北方到处是天寒地冻、万物凋零、一派萧条零落的景象。

（二）冬季阴阳变化及顺时调理要点

冬季自然界阴气盛极，阳气敛藏，而人体的阳气也要顺应自然界的阴阳变化规律进行闭藏，阳气蓄于内必虚于外，对皮肤的滋润和对风寒的抵御作用也相应减弱了。寒气凝滞收引，易导致人体气机、血运不畅，而使许多旧病复发或加重。所以冬季顺时调理要注意防寒保暖。

冬天主肾，肾有封藏精气的功能。肾是人体生命的原动力，肾气旺，生命力强，机体才能抵御严寒的侵袭。所以，冬季养生的另外一条重要原则是"养肾防寒"。冬天的饮食、起居及锻炼都要注意肾的养护，尽量减少阳气消耗，保养精气。

（三）冬季的起居调理

冬季的主气为寒，寒为阴邪，易伤人体阳气。阴邪伤阳后，人体阳气虚弱，生理机能受到抑制，就会产生一派寒象。常见情况有恶寒、脘腹冷痛等。肾是先天之本、生命之源。它的机能强健，可调节机体适应严冬的变化。因此，冬季起居调理重点是"养肾防寒"。

1. 起居调整

冬季气候寒冷，昼短夜长，所以冬季起居时间宜做适当调整。《黄帝内经》提出"早卧晚起,必待日光",就是指应"早睡晚起",目的是顺应自然界及人体的阴阳消长变化。起床的时间最好在太阳出来之后,做到避寒就温。

2. 衣帽保暖

冬日严寒,我们外出要穿保暖的衣帽鞋袜,重点要保证头颈、背部、手脚"三暖"。头为"诸阳之会",血管丰富,是6条阳经汇聚的地方。颈部是人体的"要塞",有很多重要的大穴位,如颈椎上有大椎穴、风池穴,还有肩部的肩井穴。有人把人体比作一个热水瓶,我们戴帽子,围围巾就像把瓶塞盖紧了一样,能够使热水保暖,人体阳气不散失。否则,风寒之邪易从头颈部的穴位入侵,引起肌肉血管收缩紧张,可能出现头痛、感冒、血压升高等病症。风寒阴湿邪气还易侵入人体背部,通过背部的穴位影响局部肌肉、关节或传入内脏,引发疾病,危害健康。背部为阳中之阳,背部温暖不仅可以预防风寒外感,固肾强腰,还可以防止颈椎、腰椎、关节、内脏等部位的旧病复发。中医学认为,"四肢为诸阳之本",手足为四肢的远端,所以冬季手足的寒温状态最能体现阳气的充足与否。手足保暖得好,不仅能让全身感到暖和,还能敛藏体内阳气。民间常说"寒从脚下起",足部的保暖对于冬季保养阳气抵御外寒尤其重要。一旦脚部受寒,机体的抵抗力下降,病毒、细菌乘虚而入,易使人感冒。因此,在寒气逼人的天气里,戴顶帽子,配条围巾,加件紧身棉马甲,穿双保暖鞋,不失为防寒的最佳选择。

3. 起居环境温暖适宜

冬季气温与人体温度相差很大,寒冷又潮湿的环境让人感到非常不舒服,特别是对于老年人和体质较弱的人,这种环境非常容易损伤阳气,降低对病邪的防御能力,诱发疾病。因此,我们冬天在室内营造一个温暖适宜的环境对防寒和养生都是十分必要的。

冬天人们为了御寒常在室内以火炉、暖气或空调取暖,室内外温差较大,室内温度一般保持 16～20℃较为适合。如果室温过高,会令人感到闷热或干热而头胀乏力,还会引起口干舌燥、眼睛干涩等不适。此外,室内外温差过大特别容易引起风寒感冒。而室温过低,则会大大消耗人体的热能,令人感到寒冷;身体虚弱者会引起寒战;胃肠虚弱者会引起腹胀、胃痛,甚至引起关节疾病等。室内的湿度一般以 30%～70%为宜,50%～60%最好。采用暖气或空调取暖的室内,一般较为干燥,要注意给室内加湿,否则,空气干燥,人就会感到口干舌燥,容易引发呼吸疾病。而寒冷潮湿的室内,湿度过高也会引起关节炎等病症。冬天,一定不要因为怕冷而门窗紧闭,要多开窗通风,保持空气流通,勤晒被褥,防止有害病菌在室内滋生。

4. 冬季保暖防寒好习惯

睡前用热水泡脚,对身体是非常有好处的,特别是冬天气温低,人体的血液循环减慢,很多人都有手脚凉的感觉。热水泡脚能促进气血循环,疏通经络,祛风散寒,既能解乏又助于睡眠,还能起到防病治病的作用,尤其是对于冻疮、足部静脉曲张的患者,在热水中加入花椒、生姜片等更是大有益处。

晨起用冷水洗脸,能让人瞬间有头清眼明的感觉。冷水的刺激既能改善面部血液循环,又可增强皮肤弹性。冬令保健的作用还在于:增强机体御寒能力,预防感冒、鼻炎,对神经衰弱的神经性头痛者亦有益。当然,冷水温度不能太低,以略高于10℃为宜。

冬天为了保暖,有些人喜欢用热水袋、电热毯、电油汀等取暖,但一定要注意安全,防止烫伤。

(四)冬季的情志调理

冬季,寒风凛冽,大地冰封,阳气潜藏,阴气旺盛,大自然中的万物都处于"静"和"藏"的状态。所以,冬季情志调理也要着眼于"藏",即要保持情志安宁。《黄帝内经》里有关冬季情志养生的调理明确指出,"使志若伏若匿,若有私意,若己有得",是指冬季要保持精神内守,安宁静谧,控制过激情绪以免耗伤阳气阴精,尽量做到含而不露。此外,冬季寒冷,昼短夜长,万物闭藏,缺乏生机容易影响人的情绪,出现情绪抑郁、懒散悲观等症状,甚至引起抑郁症加重。所以,冬天要避免七情过极,勿过喜、过思、过悲、过恐,学会调节情绪,促进身心健康。可以在无风晴朗的好天气里,到户外多晒晒太阳,最好以背部向阳。清代养生家曹廷栋说"日为太阳之精,其光壮人阳气",进行日光浴不仅可取暖,补充人体阳气,促进钙质吸收,达到强身健体的功效,还对防治冬天的抑郁情绪起到一定的缓解和调节作用。

(五)冬季的饮食调理

老百姓常说"冬日进补,来春打虎"。冬季阳气闭藏于内,精气不易外泄,正是培补肾精,养精蓄锐进补的最佳季节。饮食应遵循"秋冬养阴""养肾防寒""无扰乎阳"的原则,饮食以滋阴潜阳,增加热量为主。

1. 养肾为先

寒气内应肾。肾是人体生命的原动力,是人体的"先天之本"。饮食上要注意补肾的食物搭配,重视热量的补充,要多吃些肉类食品和黑色豆类,以补充维生素和无机盐。狗肉、羊肉、鹅肉、鸭肉、大豆、核桃、栗子、木耳、芝麻、红薯、萝卜等均是冬季适宜的食物。

2. 温食忌硬

黏硬、生冷的食物多属阴,易使人体阳气受损,冬季吃这类食物易损伤脾胃。因此,冬季饮食宜温热松软,饮食调养应以"补"为主。补法中以炖补为佳,炖补制作时间长,有利于营养消化吸收,而且还可以适当加入药材,以增强疗效。炖补时可根据个人体质选用一些高热量、高蛋白的食物。冬天吃羊肉非常合适,因为羊肉性温,能给人体带来热量。中医说它是助元阳、补精血、疗肺虚、益劳损的妙品,是一种良好的滋补性食物。

3. 增苦少咸

冬天肾的功能偏旺,如果再多吃一些咸味食品,肾气会更旺,肾水旺则会克制心火,从而极大地伤害心脏,使心脏力量减弱,影响人体健康。因此,在冬季,要少食用咸味食品,以防肾水过旺。多吃些苦味食物,以补益心脏,增强肾脏功能。常用食物有橘子、猪肝、羊肝、大头菜、莴苣、醋、茶等。

(六)冬季的运动调理

冬天气候寒冷,许多人不愿意参加体育运动,这是不对的。人们常说"夏练三伏,冬练三九",运动要持之以恒,即使在最冷和最热的日子也要坚持锻炼身体,正如俗话所说:"冬天动一动,少闹一场病;冬天懒一懒,多喝药一碗。"冬季进行合适的运动锻炼,非常有益于身体健康。

1. 适当进行户外耐寒锻炼

体质正常的人在冬天要学会主动适应寒气,进行适宜的耐寒锻炼,耐寒锻炼不仅能提高机体对疾病的抵抗力,还有利于长寿。对于年轻人来说,耐寒锻炼还能锻炼人坚强的意志和顽强的精神,尤应提倡。尽管人的耐寒能力有一定限度,不同体质的人对寒冷刺激的反应也有差别,但循序渐进的耐寒训练可以在一定范围内提高人的耐寒能力。如果一个人能坚持从夏天到冬天每天清晨都到户外走一走,呼吸呼吸新鲜空气,那么他的耐寒能力也是会逐渐提高的。体质好的人还可以选择冷水浴或局部擦身的方法,来提高耐寒能力,强身健体。室外锻炼要注意手脚及头面部的保暖,在早上 8~9 点太阳升起后再进行,出门前要做好防风寒工作。如遇雾霾、沙尘、大雪等不良天气,应尽量避免外出锻炼。

2. 选择适宜的室内锻炼项目

冬天天气严寒,锻炼要注意避寒,不一定非在室外,尤其是年老体弱及有慢性病的人,以室内进行为好。古人认为,冬季运动养生以开展运动幅度小的项目为宜,可选择健身操、健身球、抖空竹、气功等项目。冬季运动要注意灵活把握时间,不论做室内或室外运动,都要以运动后全身都感到温暖,特别是手脚暖和为度,不可像其他季节一样一味地追求出汗。

第二章 顺志调理

第一节 顺志调理概论

世界卫生组织(WHO)对健康的定义是,健康不仅是没有疾病,而且包括躯体健康、心理健康、社会适应良好和道德健康。由此可知,健康不仅仅是指躯体健康,还包括心理、社会适应和道德品质的相互依存、相互促进、有机结合。人体在这几个方面同时健全,才算得上真正的健康。做一个健康的人并不是一件容易的事,因为一个真正健康的人也就意味着是一个全面发展的人。

我们来看 WHO 对健康的定义细则:

(1)有足够充沛的精力,能从容不迫地应付日常生活和工作的压力而不感到过分紧张。

(2)处事乐观,态度积极,乐于承担责任,事无巨细,不挑剔。

(3)善于休息,睡眠良好。

(4)应变能力强,能适应外界环境的各种变化。

(5)能够抵抗一般性感冒和传染病。

(6)体重得当,身材均匀,站立时头肩、臂位置协调。

(7)眼睛明亮,反应敏锐,眼睑不易发炎。

(8)牙齿清洁,无空洞,无痛感,齿龈颜色正常,无出血现象。

（9）头发有光泽，无头屑。

（10）肌肉、皮肤有弹性。

其中前四条为心理健康的内容，后六条则为生物学方面的内容（生理、形态）。

中医认识健康是多层次的，有人归纳中医视角的健康标准有以下 10 个方面：①双目有神；②脸色红润；③声音洪亮；④呼吸匀畅；⑤牙齿坚固；⑥头发润泽；⑦腰腿灵便；⑧形体适宜；⑨记忆力好；⑩情绪稳定。

除后两条单独讲中医的神志和情志（神）外都是形神合一的表现。其实中医更强调动态的平衡，强调天人合一、人与自然的和谐，因此《黄帝内经》关于健康有三条论述可以概括"顺志调理"的要义。

一是"正气存内，邪不可干"。健康的人对一般的应激，即无论是对生理、心理、社会，还是自然条件变化的应激都有适应的能力，一般的应激不能使人致病或一般应激导致的轻微异常可以迅速恢复，所以外邪不能导致疾病发生。这里的"应激"与自身调整能力和人的"神（中医的神志和情志）"有密切的关系。

二是"志意和精神专直，魂魄不散，悔怒不起，五脏不受邪矣"。健康的人对事物的感知、喜恶，甚至学习、行为，既有相当的敏锐性也有相当的稳定性，这来自于内心，或者说"神志和情志"。即一件事物触发健康人的某种心理变化一般趋向于中性、理性，同时具有稳定性，自主思维过程条理、清晰，较少飘移，并往往知行一致，所以病不内生。神志和情志本身就是人生命活动的一部分，它本身的规律有序就是人们保持健康的重要条件。

三是"其知道者,法于阴阳,和于术数,饮食有节,起居有常,不妄作劳,故能形与神俱,而尽终其天年,度百岁乃去"。健康不仅是一种形与神俱的状态,更重要的是一种与生俱在的生活方式或体验。即把尊重自然、社会规律,把握规律,按规律做事内化到日常生活、工作、学习等各个方面,就可以做到形与神俱,延年益寿,无疾而终。人是高等阶的生命体,是自然界的精灵,是目前已知唯一能利用已知知识认知和改造自然(神志和情志功能)的生命体,如创制历法改善生活区域与耕作;创制医药维护健康延续生命;创制社会政治经济文化架构走向文明等。

可见无论现代医学还是中医学都非常重视"心理(神志和情志)"健康的作用。

一、顺志调理的概念

"顺志调理",是运用中医理论调理神志和情志,保障身心健康,促进生命活动正常发展的手段和方法。因此,我们认为顺志调理,就是要在中医理论的指导下,首先,调适生活,涵养心志;其次,修身养性,道法自然;再次,趋利避害,完善自我。

"志"是指中医的"神志和情志",神志和情志虽然与五脏相关,但统摄于"心"。"调志"首要的就是调"心",中医之"心"不仅仅指解剖学上的心,其内涵是非常丰富的。我们非常有必要对此加深认识。

(一)心是生命活动的主宰

《黄帝内经·灵枢·本神篇》提出了"所以任物者谓之心"。"任"在《说文解字》所言:"符也。符,信也。汉制以竹长六寸分而相合。""心",人心。土藏,在身之中,象形。故"任物"是合于、担任、反映客观事物,即感知的过程。所以"心"是人体保举、合于、担任、反映天地之间万物的主宰。这是"心"的内涵的最深层面。正如刘安《准南子·精神训》说:"任物,形者,心之器也;心则,形之主也;神者,心之宝也。"

"心"主宰生命活动,体现在调控输送生命活动的物质基础——气血。气血所达,生命所存,气血一弱,生命即弱。不仅如此,生命活动所需的物质(气血)往往也需要被"心"所感知,进而调节气血运行变化,乃至生命活动本身,以适应生命活动的需要。在此过程中非常多的生命活动功能参与进来,但协调各种生命活动的有序进行即在于"心"。

(二)感知觉是心的低级功能活动

《黄帝内经·灵枢·本神篇》云:"两精相搏谓之神;随神往来者谓之魂,并精而出入者谓之魄。"正如我们认识到的物质之间相互搏结(共同作用)所表现出来的活动及其运动趋势(或内在规律)就是"神",神主要是表现出看得见和看不见的各种变化(内在、外在)活动,包含精神意识思维活动。其中主要表现为神经、精神活动的功能活动表现,特别是与意识、潜意识等高级神经精神活动相关的称之为"魂";其中主要与非自主意识的初级神经、内分泌及感知觉等活动相关,特别是依附于躯体组织器官功能活动而表现的称之为"魄"。心藏神,神的各种功能活动只有借助于心才能表现。

"心"一方面是人感知活动的中枢,目、耳、鼻、舌、身等感官所反映的视、听、嗅、味、触等和位置感;以及痛、痒、麻木、酸、沉、重、胀、寒、温等都不是相应感官及脏腑的孤立活动,而是客观刺激被感知后由心神判断后的体验;另一方面是人初级生命活动的调节中枢,心率、血压、呼吸、毛孔开张等在各种感官刺激反馈下,经过心脏的调节维持在相应水平。这是中医心理学对感知过程认识的独到之处,在临床上对五官感知失常病症的辨证论治有重要意义。

(三)精神意识思维活动是心的高级功能活动

《黄帝内经·灵枢·本神篇》云:"所以任物者谓之心;心有所忆谓之意;意之所存谓之志;因志而存变谓之思;因思而远慕谓之虑;因虑而处物谓之智。"心主宰生命活动中最精华的部分就是精神意识思维活动了。外界事物的刺激与"心"相合,则物质容易被接纳,信息容易被存储,当再次与相同的事物"相遇"时加快了处理的效率,这是人生命活动发展本身进化而来的。在此过程中,逐渐积累形成了"知识",所以五官在心神主导下不仅具有了"视黑白、听声音、闻香腐、别酸苦、知寒温"的感知活动,而且逐步发展成具有了一定的倾向性,这就是"意",当然这时的倾向性还是很本然的,情感、欲望的初级源泉就在于此。当我们按照自己的情感、欲望去做事,追求所得时,在内心深处就转化为"志",当然并不是所有的情感、欲望都会转化为"志",往往是那些情感、欲望比较强烈,而且反复刺激,形成持久的"意"才可能转化为"志",同时,"志"一旦形成,就会比较稳固,不那么容易改变,即使形成"志"的原始条件不在了,它依然会起作用,因为它趋向于与先天人性和后天人性的结合。追"志"便不可避免有"得意""失意",因此而进行的经验总结,以及为达"志"而采取相应的手段和行动,或者进一步的修正行为所作的思考，这就是"思"，人的学习与进步主要发展于此，人的二次情绪亦多与此有关。凡"思"必有目的，或检验行为、思维之对错，或推测行为、思维即将达成何种目标或结果，特别是哪些事物可能有助于或阻碍目的的达成，这就是"虑"。在"虑"的基础上，进而修正行动、思维或采取自认为必要的预防措施，这种活动就叫作"智"。人的精神意识思维活动的本质无外于此，现代心理学所采用的各种认知、情绪、情感、精神等心理活动的描述都可以在这里找到根源，如中医讲的喜怒忧思悲恐惊，现代心理学所讲的喜怒哀乐。而以上所有这些活动都受到"心"的推动，最终又反馈到"心"，不仅对精神意识思维活动等高级生命活动进行调节，而且围绕高级生命活动调动机体准备相应的物质基础，进而导致整个生命活动发生变化。所以精神意识思维活动是心的高级功能活动。

（四）潜意识和梦是低级功能活动与高级功能活动交叉的部分

认识人的生命活动绕不开潜意识和梦这两个使用频率较高的词。其实潜意识是人与生俱来的本能反应和后天由精神意识思维活动或某些事物刺激形成不断内化并在非特定条件下不能自主表达的意识，多与人的防御机制有关，其物质基础相对稳固、不活跃。如即使是在催眠状态下的人，多数也不会轻易告诉施术者自己的银行卡密码等。虽然如此，潜意识在无形中影响着人的主观精神意识思维活动，多数情况下，潜意识与自主意识的表达方向是一致的。梦是精神意识思维活动在非自主意识状态下的继续，或者说是睡眠过程中大脑逐步中断自主精神意识思维活动，并在潜意识主导下对大脑精神意识思维活动或睡眠过程中的外来刺激事物反馈信息的物质基础进行重构的过程中表现出来的意境,这个进程往往比在自主意识状态下快得多,如"黄粱一梦"的故事。

可见,潜意识和梦是低级功能活动与高级功能活动交叉的部分,属于非自主意识状态下"心"功能的重组过程。

(五)行为是"心"活动的综合表现

人的感知觉及精神意识思维活动是不容易被人所察觉的,但人的"行为"却是相对容易被认识的。而体现人生命活动的最主要表现就是行为,小到"吃、喝、拉、撒、睡",大到"工作、学习、生活、交际、创作"等,其中都蕴含着人的生命活动状态,换句话说就是具有"心"的活动的综合表现。

我们不难发现,"志"是"有意识的"生命中关键的一个环节,是人开始走向高阶生命的一个标志性阶段,从"任物"到"智慧"跃升的跳板,也是"智慧"反馈,影响"任物"低级生命活动的中介,既有外显的情绪、情感表达,又有内在隐含的欲望、精神等,可以说"顺志调理"就是调理心神。

二、顺志调理的基本特点

(一)顺志调理首重调神

《灵枢·本神》曰:"天之在我者德也,地之在我者气也。德流气薄而生者也。故生之来谓之精;两精相搏谓之神。"正如我们前面所提到的,"神"是物质之间相互作用的活动及其运动趋势(或内在规律),包含精神意识思维活动。《灵枢·天年》云:"气血已和,荣卫已通,五藏已成,神气舍心,魂魄毕具,乃成为人。"指出了神在人身中的重要地位,唯有神在,才能有人的一切生命活动的现象。中医认为,心神能统率五脏六腑、五官七窍、四肢百骸而为一身之主宰,所以古代养生家大多认为调养心神,不但能使心强脑健,有益于精神卫生,更为重要的是,通过养心调神还能调理整个形体。神是生命存亡的根本,在生命过程中易于动而耗散,难于静而内守,躁动失守,必然扰乱脏腑功能的活动,轻则致病,重则催老减寿。心的主要功能之一就是统摄神,包括但不限于精神意识思维活动。调神,主要就是指对人的内生态、精神、思想、意识和心理活动的修养和调摄。

(二)顺志调理必须心身兼养

身,即形,指形体,即脏腑身形;心,即心神,核心指以五神、五志为特征的精神、思想、意识和心理活动。心身兼养,即形神共养,是以形神统一的生命观为其理论基础。一方面,形体为生命的基础,形具而神生,五脏及其所藏的精气是产生"五神"活动的物质基础。葛洪《抱朴子·内篇·至理》说:"形者,神之宅也。故譬之于堤,堤坏则水不留矣;方之于烛,烛糜则火不居矣。身劳则神散,气竭而命终。"强调神依赖于形。另一方面,神乃形之主,为生命的主宰。人体脏腑的功能活动、气血津液的运行,都受神的主宰和影响。张介宾的《类经·摄生类》说:"虽神由精气而生,然所以统驭精气而为运用之主者,则又在吾心之神。"强调神可以反作用于精和气,影响甚至调控整个生命过程。正由于形神统一是生命的基本特征,故中医亚健康调理强调形神共治(调),治形以全神,调神以全形,最终达到"形与神俱,而尽终其天年"(《素问

·上古天真论》)的目的。

（三）顺志调理的高级阶段是回归自然

中医亚健康调理方法众多,不同的方法作用于人体不同的系统、层次,具有不同的效能。如李梴《医学入门·保养说》中所言:"避风寒以保其皮肤六腑""节劳逸以保其筋骨五脏""戒色欲以养精,正思虑以养神","薄滋味以养血,寡言语以养气。"然而人是社会的人,能脱离社会去养生的人是极其有限的,所以作为大众的一员,一旦"形神"有所偏差,就当尽早加以调理,调理方法自当与日常的生活结合起来,避免从亚健康转为疾病。正如《素问·上古天真论》所说:"上古之人,其知道者,法于阴阳,和于术数,食饮有节,起居有常,不妄作劳,故能形与神俱,而尽终其天年,度百岁乃去。"

顺志调理的高级阶段要求我们的亚健康调理与日常思维、行为紧密结合,即回归自然。这里的回归自然,不是指深山老林那个自然,而是我们生活的本然,把我们的顺志调理过程融入日常生活当中,小到"吃、喝、拉、撒、睡",大到"工作、学习、生活、交际、创作"等当中。诚如《太平御览·方术部·养生》所言:"凡养生者,欲令多闻而贵要,博闻而择善,偏修一事,不足必赖也。"也如道家之"无为而为"。也正是寓"调"于思,寓"理"于行。

顺志调理的每一种方法只要持之以恒,都可以帮助我们克服面前的困难,或提升生活质量,达到心身健康的目的。读者宜结合自身实际情况,选择顺志调理的起始节点和具体方法。

顺志调理的具体方法很多,如顺时节志调理,游戏、娱乐及移精变气以情治情调理,音乐、书画等高雅艺术舒志怡情调理,运动、导引等理气扬志以合形调理,演讲、诵读以抒情达志等调理,本章讨论的重点是以情治情调理。

第二节 顺志调理的机制

《黄帝内经》认为,情绪变化一般是由环境的刺激所引起。"天有四时五行,以生长收藏,以生寒暑燥湿风。人有五藏化五气,以生喜怒悲忧恐。故喜怒伤气,寒暑伤形……喜怒不节,寒暑过度,生乃不固。"由此可见,人的情绪是由自然环境和人的身体综合作用而产生的。情也是以五脏精气作为物质基础的,而五脏中的心、肝、肾和六腑中的胆及大脑与精神情绪的关系最为密切。情绪的产生虽然以身体为物质基础,反过来情绪也可以调整身体机能乃至其物质基础,这与五脏的功能变化有着不可分割的关系。人的情绪是在机体的正常调节下,随着外界的刺激而发生的各种反应,既是正常的生理变化,也是正常的心理现象,一般不会引起疾病。但是,如果情绪波动过于剧烈,或剧烈的状态持续时间过久,每有变化都会影响机体的气机,进而影响气血运行,导致疾病的发生。故"春秋冬夏,四时阴阳,生病起于过用,此为常也"。因此,七情也是致病的重要因素。

人的情志的产生既然源自于五脏,自然五脏生克制化之理必然可以应用于情志的调摄。

汉代刘安在《准南子·精神训》中说:"夫天地之到至纮以大,尚犹节其章光,爱其神明,人之耳目曷能久熏劳而不息乎? 精神何能久驰骋而不既乎? 是故血气者,人之华也;而五脏者,人之精也。夫血气能专于五脏而不外越,则胸腹充而嗜欲省矣。胸腹充而嗜欲省,则耳目清、听视达矣。耳目清、听视达,谓之明。五脏能属于心而无乖,则教志胜而行不之僻矣。教志胜而行之不僻,则精神盛而气不散矣。精神盛而气不散则理,理则均,均则通,通则神,神则以视无不见,以听无不闻也,以为无不成也。是故忧患不能入也,而邪气不能袭。"强调天地、人体皆有休作之理,顺之则养;血气专于五脏,耳目清、听视达,不相违背,各行其道则为养;五脏藏五志,五志归安于心则为养;志向高远而不过度偏好,则可以保养精神;精神旺盛而不散乱,则人体各组织器官和气血相得益彰,进而促进生命活动的平衡、流畅,生命活动平衡、流畅则控制生命活动的"神"才能彰显,反过来"神"保障了各项生理功能的发挥。所以,不仅一般的情志变化不能侵害人体,这种良好的顺应自然的综合状态还可以抵御外邪的侵袭。所以养心(神)对于人的身心健康至关重要,顺志调理就是利用神志、情志的这一特点,顺应自然、人体的特点,使"志"有所顺,"心"有所归,"神"有所舍,"情"有所依,即有为而不扰"神"。

中医认为,神志分藏于五脏,总属于心。《灵枢·本神》曰:"凡刺之法,先必本于神。血、脉、营、气、精神,此五脏之所藏也。……是故用针者,察观患者之态,以知精神魂魄之存亡得失之意,五者以伤,针不可以治之也。"神生于精,针刺之"本于神"实则本于精,本于五脏所藏之"血、脉、营、气、精神",而这些组织皆源于水谷精微,且遍及全身,所以,从这个意义上说,针刺在人体组织的任何部位都会出现"神应"的反应,穴位则是最敏感的地方,"神应"发生达到一定程度则能调节、改变精微物质——

"血气营卫"的病理状态。这是"移精变气"的一层含义。如果血气虚弱,营卫衰竭致使五脏神伤,"精神魂魄"不应于内,针刺则难于见功,因此患者的精气状态是针刺获效的前提。

虽然"精"有"剽悍"之性,但在生理状态下,其运行、移徙、聚散均在神的控制之下,古人谓"神者,生之制也",即指此。上面所引之"虚而相并",乃是病患之时神气失于控制所致。还有一点很重要,神受心的引导。古人谓"心有所存,神有所归"(《素问·举痛论》),心能通过意念、专注、冥会、潜通等一类超验形式对神施以主动的操控。《素问·解精微论》曰:"夫心者,五脏之专精者。"心神的物质基础是"精",心神之"所归",即专注于某处,实则为心脏之"专精"运动,这种运动常表现为气的运行、移徙、被体验和感受,它能改变"所存"之处的气血状态。这是"移精变气"的第二层含义。这也是中国气功的基础理论,为内观反视之所本,而在内观反视状态下的行气体验则是古人认识的营卫,察知经脉功能的重要方式之一。基于这种认识,使古人很容易想到,将针刺疗法与精、神、气的运动结合起来一定能够加强疏通气血、调节阴阳的作用,获得更好的临床效果。

精是神的物质基础,神是精的功能形式,而总属于心。所以"移精"的疗法须在心神的引导下以气的形式进行。心神引导之气可以改变精气的状态,尤其在于心神专注的部位。此法别于"往古"之处在于"转移、接触"是以针为媒介,将针具与操作视为医生与患者之间精气移徙的桥梁。

《素问·移精变气论》:"余闻古之治病,惟其移精变气,可祝由而已。"

《灵枢经·贼风》:"黄帝曰:今夫子之所言者,皆病人之所自知也。其毋所遇邪气,又毋怵惕之所志,卒然而病者,其故何也?唯有因鬼神之事乎?岐伯曰:此亦有故邪留而未发,因而志有所恶,及有所慕,血气内乱,两气相搏。其所从来者微,视之不见,听而不闻,故似鬼神。黄帝曰:其祝而已者,其故何也?岐伯曰:先巫者,因知百病之胜,先知其病之所从生者,可祝而已也。"

中国古代的"祝由"是可以"移精变气"的。古人已经认识到,心神在生命活动中起主导作用,精神意识思维活动会改变我们人体的气血、精等物质状态,进而影响生命健康,并掌握了一套维护身体健康至关重要的顺志调理的办法。

无独有偶,现代医学也越来越重视心身医学在整个医学中的地位。

1928年,抗生素诞生,当时向世人宣称这是能够控制所有感染性疾病的药。但我们没有想到,抗生素会给人类带来一系列的疾病。过去,医学人员认为是病毒、细菌制造了疾病。但是现代研究发现,有10%的患者感染伊波拉病毒,但并没有死于这种病,原因在于他们身体里有抵抗力;同样,有30%的肺结核患者并没有出现严重的症状,而且还可以自行恢复。

举个通俗的例子:这里有一堆垃圾,有垃圾的地方自然会有苍蝇,但这并不表示说,是苍蝇制造了垃圾。而以前我们认为苍蝇就是病因,然后赶快发明一种化学武器,将苍蝇消灭掉;杀死苍蝇以后,垃圾里又跑出蚊子,我们又赶快把蚊子消灭掉;之后,垃圾里又跑出蟑螂,杀死蟑螂,垃圾里又会跑出老鼠。总而言之,是永无止境的。因为真正的原因并不在于苍蝇、蚊子等,而在于这堆垃圾。健康的关键是要把垃圾消灭掉。

怎样才能把垃圾消灭掉呢?

2009年诺贝尔生理学奖得主伊丽莎白等总结出的长寿之道是:人要活百岁,合理膳食占25%,其他占25%,而心理平衡的作用占到了50%。只有愉悦的心情,才是人生终极的追求。现代医学发现,癌症、动脉硬化、高血压、消化性溃疡、月经不调等,人类65%～90%的疾病与心理的压抑感有关,因此,这类病,被称为心身性疾病。

人的心与身,何以有如此紧密的联系?

因为,下丘脑－垂体－肾上腺这三点一线形成了人体的应激反应中心。碰到危机时,它们分泌去甲肾上腺素、肾上腺素等压力激素,在激素的作用下,身体中的各种"资源"被重新调配,减少消化、免疫方面的供给,将重心放到心脏的供血和肌肉的运动中去,以让我们迅速应对危机。

如果人整天焦躁不安、发怒、紧张、患得患失等,令压力激素水平长时间居高不下,人体的免疫系统将受到抑制和摧毁,心血管系统也会由于长期过劳而变得格外脆弱。

心理学发现,一个人在大发雷霆时,身体产生的压力激素,足以让小鼠致死。因此压力激素,又称"毒性激素"。

如果人是快乐的,大脑就会分泌多巴胺等"益性激素"。

益性激素让人心绪放松,产生快感,这种身心都很舒服的良好状态，可使人体各机能互相协调、平衡，促进健康。

新的研究表明，"目标感很强"对健康有益，因为生活是否有追求（目标），这决定了一个人的心态（志），进而决定其生理状况。

英国科学家在40～90岁的人群里做了一个7年的追踪调查：结果发现，没有明确生活目标的比有明确生活目标的，病死或自杀的人数，足足高了1倍；患心脑血管疾病的人数，也多了1倍。

原因是，如果你没有目标，死亡便成了唯一的"目标"，那么隐藏在你潜意识里的自毁机制就会悄然启动，让你的身体每况愈下。

科学家发现，勤于思考的人的脑血管经常处于舒展的状态，从而保养了脑细胞，使大脑不过早衰老。

科学家还发现，脑子活动时总是把较多的葡萄糖送到脑中最需要的地方。在安静时，老年人和青年人相比，脑内葡萄糖利用率较低，但用起脑来，脑最活跃的地方所得到的葡萄糖并不低于青年人。所以，用脑可促进脑的新陈代谢，延缓衰老。

助人，为何会产生医疗作用？

因为，与人为善，常做好事，心中常产生一种难以言喻的愉快感和自豪感，进而降低了压力激素的水平，促进了"有益激素"的分泌。"付出友善"会"收获友善"，改善我们的心理状态。

可见，合理膳食、运动、心理平衡等是人体清理垃圾的有效手段，无疑，心理平衡和积极向上的心理在其中占据了主导地位。

顺志调理就是利用我们掌握的规律,主动适应出现的亚健康状态,对我们的认知、情绪、行为、环境做出适当的调整,以促进恢复健康的手段。

第三节　情志测验

无论中国还是国外,虽然人们都试图对精神情志加以准确的测量,以获得相应的信息,应用于心理疾病的判断或者指导人格人品的分析,但人的情志是不容易测量的。

我国南北朝时的颜之推认为,知人或心理测验之所以有其合理性,是因为"人之虚实真伪在乎心,无不见乎迹"。刘邵认为,人们的才能和性格可以通过神、精、筋、骨、气、色、仪、容、言九个方面的外部表现加以鉴别,是谓"九征"。他写道:"性之所尽,九质之征也。然则平陂之质在于神;明暗之实在于精;勇怯之势在于筋;强弱之植在于骨;躁静之决在于气;惨怿之情在于色。"我国古代思想家常常把"知人"看成是最高的智慧。西方人往往将自己的智慧多用于知物,而中国人每每将智慧关注于知人。

大时空、多情境的心理测验是中国古代心理测验的一个突出特色。"九征法":九种征验,古代考察"贤"与"不肖"的九种办法。《庄子·列御寇》:"君子远使之而观其忠,近使之而观其敬,烦使之而观其能,卒然问焉而观其知,急与之期而观其信,委之以财而观其仁,告之以危而观其节,醉之以酒而观其侧,杂之以处而观其色,九征至,不肖人得矣。""八观六验法":是指国君从八个方面、六种途径观察、考验人臣的方法。《吕氏春秋·论人》："凡论人,通则观其所礼,贵则观其所进,富则观其所养,听则观其所行,止则观其所好,习则观其所言,穷则观其所不受,贱则观其所不为。喜之以验其守,乐之以验其僻,怒之以验其节,惧之以验其特,哀之以验其人,苦之以验其志。八观六验,此贤主之所以论人也。""诸葛亮知人七法":一是要"间之以是非而观其志",在是非曲直之间观察他的志向,看他是否有一个远大的理想;二是要"穷之以辞辩而观其变",与他深入辩论来判断他的应变能力如何,是临危不惧,还是惊慌失措;三是要"咨之以计谋而观其识",向他询问计谋,来了解他的谋略与见识,看他是运筹帷幄,还是胸无点墨;四是要"告之以祸难而观其勇",告诉他大难临头,看看他的胆量,是威武不屈,还是束手就擒;五是要"醉之以酒而观其性",让他喝醉酒,看看他是不是酒后无德,小人得志;六是"临之以利而观其廉",用利禄去打动他,看看他是不是为利所动,利欲熏心;七是"期之以事而观其信",让他去完成一件事情,看看他是否能言行一致,讲求信义。中国还有利用梦境来推测心理、心境的做法。总之,中国古代的这种多情境的测验具有较大的灵活性,测验者可以根据测验目的和要求选择和设定情景、效标,不似小时空和单一情景的心理测验,情景与题目必须固定,因此题目泄密常常是一个重要的问题,测试的人越多,泄密的可能性越大,因而影响测验的准确性。中国古代心理测验的特色与价值在于:置测验于生活实际之中;文化与超文化测验并存;测验与选择、训练、教学、娱乐相结合;精于定性,疏于定量。

现代心理学有很多测量的量表,并且部分被引入国内,并经过中国化改造,也具有一定的适应性,但现代心理测验基本属于单一的情景测验,即在某种特定情境中测量被试者的某种心理品质,甚至在某种特定的情境中测量被试者的多种心理品质,缺乏多种情境测验结果的相互比照和参验,因此其信度和效度很难获得理想效果,特别对被试者复杂的内心世界的把握无能为力。

虽然如此,我们还是愿意介绍人类最常见的 38 种消极心理"毒素",它们是我们每个人每天都可能产生的。这些心理"毒素"会大大降低人的免疫力,并使人体产生大量的自由基,从而使人变得衰老。严重时会让人失眠、困惑,记忆力也会减退。如果您不幸具有了某些消极心理"毒素",也就进入了亚健康范畴,希望在之后的顺志调理的方法篇章中能为您提供有效的解决途径。

(1)快乐掩饰下的痛苦和不安感。表现为敏感,不愿表露内心的痛苦。

(2)莫名的恐惧感。

(3)挑剔感。表现为对别人吹毛求疵,总是看不顺眼。

(4)软弱感。表现为总是忍让和屈服于别人。

(5)不自信的犹豫感。表现为总是怀疑自己的直觉和能力,爱问别人傻问题。

(6)压抑感。接近崩溃的恐惧感。

(7)恍惚感、记忆力差。表现为学习能力差,总是犯同样的错,缺乏对现实的观察。

(8)空虚感、依赖感。表现为占有欲强,要求别人关注或给予爱的回报。

(9)恍惚、昏沉感。表现为喜欢想象,不喜欢行动,注意力难以集中到现实中的事。

（10）洁癖感、自我嫌恶感。表现为过分在意清洁和细节完美。

（11）突然的紧张感、沮丧感。表现为感到压力太大，突然怀疑自己，很灰心。

（12）自恋感。表现为要求过分的赞扬，沉湎于无限成功、权力、光辉、美丽或理想爱情的幻想。

（13）长期的绝望感。表现为长期失望，放弃了努力。

（14）孤独感。表现为总想倾诉、谈论自己，只在乎自己的感受。

（15）所有强烈的负面情绪感受，如嫉妒、仇恨、厌恶等。

（16）怀旧感。表现为无法摆脱对过去的留恋，总想回到过去或补偿过去的遗憾。

（17）无聊感、郁闷感。表现为精神涣散或身体无力。

（18）急躁感、烦躁感。表现为只顾自己的速度，或烦躁不安，没有耐心。

（19）自卑感。表现为自我贬低，自暴自弃。

（20）胆怯感。表现为害羞、胆小，总是担心很多事。

（21）突然无端的忧郁感。表现为没有原因，但就是开心不起来。

（22）极度忍耐感。表现为压抑自己，忍耐再忍耐，坚持再坚持。

（23）身心的疲惫感。表现为总是感到身心疲惫，很累。

（24）内疚感。表现为总是自责，别人的不幸或过错都是自己的原因。

（25）胆怯感。表现为总是担心他人和外界会发生不测。

(26)惊慌感。表现为心慌,或感到生存需要时刻奋争。

(27)紧张僵硬感和自我强迫感。表现为过分死板、狭隘地要求自己。

(28)犹豫徘徊感。表现为在两个选择之间反复变化,或心情、病情时好时坏。

(29)忧伤麻木感。表现为受震惊或打击后,陷入悲伤中。

(30)痛苦茫然感。表现为勉强支撑,接近痛苦极限。

(31)固执、强迫感。表现为过分热情,总想影响和改变别人。

(32)傲慢感。表现为支配欲强,有独裁、控制和指挥的习惯。

(33)不稳定感。表现为稳定性和适应性差,容易动摇和偏离。

(34)孤单冷漠感。表现为清高、过分自立,喜欢独来独往。

(35)焦虑感、偏执感。表现为不停地思考和担忧同一个问题,无法摆脱。

(36)茫然感、失落感。表现为感到没有生活的方向和目标。

(37)冷漠麻木感。表现为消极应世,听天由命,心灰意冷。

(38)抱怨不满感。表现为总是抱怨别人或环境造成了自己的不幸。

第四节　顺志调理的方法

《嵇康集》中《答难养生论篇》论及"养生五难"提出："养生有五难，名利不灭，此一难也；喜怒不除，此二难也；声色不去，此三难也；滋味不绝，此四难也；神虑精散，此五难也。五者必存，虽心希难老，口诵至言，咀嚼英华，呼吸太阳，不能不回其操，不夭其年也。五者无于胸中，则信顺日跻，道德日全。不祈喜而有福，不求寿而自延，此养生之大旨也。"可见，养生之难，皆在于心。对于以上五个方面，人们需要很高的觉悟和修养才能够做到。能够做到，那叫真功夫；做不到，即使把养生理论吹得天花乱坠，也难起到根本作用。所以，人们时不时就会进入亚健康状态，特别是早期有心身反应信号的亚健康状态，是中医顺志调理的最佳阶段。养生"五难"，正为我们顺志调理提供了思路和方法，只要我们循序渐进，详察自身，对照并及时调理，每个人都可以达到自己的巅峰。明代郑瑄《昨非庵日纂·颐真》中说："人谁能无欲？但始则淡薄；次则念虽起，过而不留；次则虽有念，如嚼蜡而无味；又次则弃念；斯为工夫耳。"

根据顺志调理方法的特点，我们将顺志调理的方法分为静心、洗心、养心三个层级，每个层级分别解决不同层次的问题，安排相应的应对策略。

一、静心

情志是人对客观事物与人的需要之间的心理反应。注重调摄精神，是促进人类长寿的重要条件之一。凡是能满足生理或心理需要的事物,便能引起人的肯定态度,并产件愉快、积极的情绪,否则便引起否定的态度,并产生不愉快、消极的情绪。"七情",是人对外界客观事物表露于外的情绪情感反映。《素问·阴阳应象大论》中说:"人有五脏化五气,以生喜怒悲忧恐。"《管子·内业》中说:"凡人之生也,必以其欢,忧则失纪,怒则失端,忧悲喜怒,道乃无处,爱欲静之,遇乱正之,勿饮勿催,福将自归。"强调安神定志,方福增寿。《老子养生要诀》中说,"多思则神散,多念则心劳",从而指出思虑太过的危害。《素问·举痛论》云:"……百病生于气也,怒则气上,喜则气缓,恐则气下,惊则气乱,思则气结。"从而损伤脏腑。又如《素问·阴阳应象大论》指出"怒伤肝""喜伤心""思伤脾""忧伤肺""恐伤肾"。情绪情感之乱显而易见,对我们的生活影响非常大,轻则扰乱思绪,妨害正常生活,重则影响人际关系,侵害生理机能。顺志调理的方法首先是要静心,以平复失常的"心"。

在现今这个时代里,我们比往昔更加需要静心,因为现代人生活的世界琳琅满目,各种诱惑纷至沓来;工作节奏快得令人抓狂、窒息,压力排山倒海地倾压,每个人每天都像陀螺一样,马不停蹄地转啊转的,焦虑感也随着旋转速度的加快与日俱增。这些生活工作中不良的刺激,不能得到调适,就会不断叠加、放大,进而影响身心健康。

静心主要采用的方法是以情治情,理论源于五脏相生相克之理。我们需要简单地了解一下我们的情志五脏归属。

常见情绪情感七情五志归属表

	情	志
怒	生气、愤怒、浮躁	仇恨、抱怨、憎恶
喜	虚荣、亢奋、爱慕	贪婪、偏执、自负、骄傲
思虑	沉迷、烦恼、紧张、压力感	抑郁、焦虑、猜疑、妄想
悲忧	后悔、内疚、悲伤、失意	自卑、懒惰、空虚、软弱
惊恐	害怕、恐惧、易惊	孤独、自私、妒忌、怯懦

注:这里只是粗略划分,因为二次情绪往往是多种情绪的复合,不能用单一的归属来表示,但通过这样粗略的归属便于我们对自身情感情绪的认识,对情绪情感的认识越是准确,我们就越能正确地应对。

情绪情感本身没有好坏之分,只有它出现的时间、场合、程度不适宜时,才需要我们加以克制和应对。

(一)怒

正常的怒是我们冲破各种障碍的动力。很多事情越是有一定的难度又不太难的时候我们才愿意去做,特别是年轻人,这就像大自然中的生物生长一样,要获得新生,每时每刻都在冲破继往的束缚。这个过程有的时候是不知不觉的,但有的时候就会比较痛苦,当我们前进的道路一再受到阻碍、挫折,"怒"自然而然就产生了。

人活在世上,生活中的各种摩擦碰撞总少不了,憎恨情绪就是其中之一。有些时候我们因为莫名地看不惯一个人,就把原因归结为天生不和、本能反应,但其实真的是因为眼缘不合吗?应该说,在人类的进化过程中,憎恨往往以自我保护的姿态出现。每个人多多少少都会有自己憎恨的事物或心态。人类的憎恶之意的产生,除了自然生理原因以外,更多的来自于外界的刺激。我们所憎恶的往往是那些压抑、压制我们内心向往的生活事物,如见到有人欺负弱小,我们会愤怒或憎恶;甚至是我们内心里希望拥有别人所拥有的而一时无法得到的物品或"优势"时产生的心境,现代社会的仇富心理、升职遇阻时的怨恨、家庭中琐事带来的矛盾、学习时欲速则不达而浮躁等等。其表现不一而足,我们就不一一赘述了。

那么我们该怎样制"怒"以顺志调理呢?

当我们发现自己的心情处于"怒"态时,无论是生气、愤怒、浮躁,还是仇恨、抱怨、憎恶,我们应当采取如下措施。

1. 给"怒"一个出路以静心

中医认为"木生火",也就是肝怒之志对心喜之志有促进作用,心火就是肝木的出路。人生之中,得则喜,失则悲。这种"得",可以是得到一件合意的物,也可以是完成一件事情后的意气自得或得到认可的心理满足。

生活中我们也确实可以发现,当你无论有多生气,对方给你讲一个幽默笑话把你逗笑了,你的"生气"立即就会得到缓解。当我们遇到不平之事,怒不可遏,如果我们上前把这件事情给解决了,我们就应当转向高兴心理,因为我们取得了成功。家庭成员或同事之间马上要吵起来时,我们立即采用微笑的表情,发现心情很快就可以得到平复,往往我们采用的语言、行为也会迅速缓和,事态就容易控制和解决。无论是工作和学习,当浮躁的心情出现时,我们应当立即专注于事件或学习本身的短期目标而不是长期目标,必要时改变策略,先处理那些容易做的事情,待心情平复下来再去处理较难的难题。当我们抱怨时,说明我们的心绪乱了,认为我们的所得比付出少了，但有没有一个清楚的认识，其实我们应当高兴，静下心来，理一下我们所做与所得，如果所做确实远大于所得，有理有据，我们的升职（或待遇）空间就打开了，如果是我们的能力或工作态度出了问题，还好我们有补救的机会。当我们总是憎恶某些人或事，常常萦绕心头，其实是这些人或事本身身后蕴含着我们奋斗的目标，而且这些目标往往是我们实现度不高的目标，如开汽车的憎恶骑自行车的或行人不按规矩行走，骑车的或行人憎恶开汽车的占道或不知避让，当憎恶之心产生时，我们往往就在那个目标的边缘——"规矩""礼貌"，我们如果能静一下心，跨越到"规矩""礼貌"当中，我们不是应该很高兴吗，试试看，我们的憎恶之心也会不知所踪。仇恨的力量是巨大而猛烈的，它是我们抱着自认为是或继往的边界（底线）被突破而不可调和时产生的敌对心理（在活动则为情绪，在内心则为情志），这条线越是被提及，仇恨就越趋向于明显，让我们寝食难安、魂不守舍、心烦意乱，可是，如果我们静心一想，每个人之间都是有界限的，为什么我们和朋友之间的界限没有形成敌对？因为我们和朋友之间总是在憧憬着美好未来，甚至共同规划着美好未来，因此当我们向对方撤去越来越多的不必要的壁垒、展示越来越多的善意和吸引力，仇恨不仅会从我们的心底逐渐消匿，也会让对方的仇恨无从着落。

2. 化"怒"以静心

中医认为"金克木"，也就是肺悲之志对肝怒之志有克制作用，肺金就是肝木的克星，怒则气上，悲则气消。这里的悲不是要我们去悲伤，而是要我们去思考一下"怒"的后果，怒后的冲动几乎没有什么好的结果。

生活中的冲动比比皆是，这些冲动的结果往往都是拿别人的错误来惩罚自己，因此克制"怒"有时来得更直接有效。

（二）喜

正常的喜是我们生命力旺盛或心与事物相得的心理状态。当一晚良好的睡眠醒来时的精神倍佳，饥饿时饱饱的一顿美餐，考试取得良好的成绩，运动后的满身轻松，掌控一个团体游刃有余等都会给我们一种舒适惬意的感觉，这些感觉可以来自于我们身体的任何器官或综合体验。喜在带来兴奋的同时，有时也会导致奋斗、紧张状态的消解，当兴奋或意志消解刺激不断加强在某个人身上时，"喜"就可能光临了。

现代的世界充满了各种诱惑，也远没有旧时代的人的生活那么劳累，当我们经不住诱惑，我们就会变得虚荣、贪婪，当我们总是沉浸在一次次的兴奋中，我们就变得自负、骄傲，当我们过分地强调了对某一事物的钟情，就可能走向偏执。应该说，在人类的进化过程中，爱慕、亢奋往往以亲和的姿态出现。每个人多多少少都会有自己喜爱的事物或心态。人类的喜爱之意的产生，除了自然生理原因以外，更多的来自于外界的刺激。我们所喜爱的往往是那些促进我们精神亢奋、满足我们内心需求的事物，如女孩子购衣物时，总是超出自己之前设定的底线，更多表现的虚荣，年轻人相恋后寻死觅活的爱慕，无论是为几个免费鸡蛋争抢的大妈，还是上了贼船的巨贪都是贪婪，放大自己的成功经验和能力走向偏执或自负，等等。其表现不一而足，我们就不一一赘述了。

那么我们该怎样制"喜"以顺志调理呢？

当我们发现自己的心情处于"喜"态时，无论是虚荣、亢奋、爱慕，还是贪婪、偏执、自负、骄傲，我们应当采取如下措施。

1. 刺破虚"喜"以静心

中医认为"火生土"，也就是心喜之志对脾思之志有促进作用，脾思就是心喜的归宿。喜乐者，神惮散而不藏。神惮散而不藏，告诉我们这类人不仅清醒时有虚荣、亢奋等表现，入夜也往往"美梦"连连。

当我们发现自己偏执、自负、骄傲、虚荣、贪婪、爱慕时，其实我们处在虚性的亢奋之中，我们真实的需求或能力与我们表现出来的需求和能力发生了偏差，这时应当刺破膨胀的气球，回归它应有的大小，纠正心态。例如，在我们为虚荣买单或吹嘘时，停顿一下，静一静心，让思绪离开现场，想一想我们究竟想要的或该说的是什么，会让我们的每一笔投入都有更好的价值。当我们发现自己总是沉浸在享受生活中不愿工作时，我们应当停下来，静静地翻看一下年轻时写下的日记，思索一下奋斗的历程，也许你会发现生命的真谛。当我们发现自己在追逐爱情或某事物时，不顾一切，难以自拔，请分别做两件事，一是投入进去，弄清楚我们所追逐的爱情或事物，尽量一览无余；二是跳出来，站在第三方的角度审视一下自己的行为、思绪和追逐的对象，衡量一下这些努力和付出在我们人生目标当中的分量和位置，我们一定会恰如其分地处理好接下来的事情。俗话说不贪便宜不上当，所有的贪婪均是建立在"假如我可以不劳而获"的基础之上的，事实是往往我们要"被迫"为之付出代价，思考清楚了这一点，我们为什么不按照正常程序一步步获得我们想要的呢？当我们发现自己总是认为自己能力出众或到处讲自己既往的成绩的时候，它给我们带来信心满满和羡慕崇拜的同时，也带来放松警惕和敌视的陷阱，如果这时所做的是我们的目标中的一部分，甚至超出了预期，正说明我们努力的方向可能是正确的，需要总结、提高和升华；如果所做不及我们的目标，正是我们需要沉下心来，奋起直追。当我们发现自己非常容易偏执时，往往是把经验夸大为真理，静一下，先不要争执，只要我们把偏执的理念放到更大范围内去检验，自然一切都会水落石出。

2. 夯实"喜"基以静心

中医认为"水克火"，也就是肾惊恐之志对心喜之志有克制作用，肾水就是心火的克星，恐则气下，喜则气缓。当我们去做某些事情的时候，特别是具有冒险性质的事情，心里还是有些害怕的，为什么我们敢去做，因为我们认为我们可以战胜可能遇到的那个"恐"，实际上是有恃无恐，如果我们没有这个"恃"，我们自然就不会去做这样的事情。所以"恐"天然具有克制"喜"的功效。

"范进中举"，因喜极而疯癫，胡屠户一巴掌的惊吓，范进又清醒过来。这个故事，很能代表惊恐克制"喜"的道理。当然，这里的"恐"也可以看作是对自然、生活、规则的敬畏，当我们的心中时刻充满着对自然、生活、规则的敬畏，我们总是趋向于理性，必然不容易陷入虚荣、亢奋、偏执、贪婪等之"喜"中。

谦虚的人往往是最有实力的。谦逊不仅是一种美德，还是你无往不胜的要诀，因为别人很难拒绝谦和恭敬的人，这也是巨大收获的开端。正如亚里士多德所说："对上级谦恭是本分，对平辈谦逊是和善，对下级谦逊是高贵,对所有的人谦逊是安全。"老子曾用"水"来叙述处世的哲学:"上善若水,水善利万物而不争。"意思是说,上善的人,就好比水一样,水是利万物的,而且水最不善争。它与天道一样恩泽万物,所以水没有固定的形状,遇圆则圆,遇方则方,因物而成,成而不争。我们可以看到大树因水而参天,花儿因水而靓丽,我们去赞美树和花,但谁能说我们没有赞美水呢?

随环境的改变而调整自己。生命中出现的许多问题都是由于过度固执与愚昧无知造成的。生命的状态不只有一种,就像水可以有冰、水、水蒸气和其他形态一样。当环境无法改变时,试着改变自己,只要本质不变,你就还是你自己。如果忽视本质,只想保持形式上的整体,往往会使自己走向偏执的误区。

虚荣心不等同于功名心。虚荣心通过炫耀、显示、卖弄等非正常的方式得到某些荣誉和地位。虚荣心很强的人往往是华而不实的浮躁之人,此类人乐于攀比,计较他人和自己在物质上的优越程度;在社交上好出风头;在人格上相当自负、嫉妒心理很强;在学习上不刻苦。而功名心则是一种竞争意识与行为,是希望通过踏踏实实的工作与辛勤付出而得到荣誉的心理倾向,是现如今这个社会提倡的优质的意识与行为。攀比行为会引发人们思想的改变,通常因为面子,人们会贪图虚荣,追求虚幻的东西。事实上,上天赋予我们每个人的机会都是平等的。人生是一个由起点到终点、短暂而漫长的过程,在此期间我们所有人拥有和承受的幸福寿禄、喜怒哀乐、爱恨情仇都是一样的。这既是自然赋予生命的规律,也是生活赋予人生的规律,不同的只是我们利用和消除它们的方式。

因为不同的方式演绎出不同的人生,所以才会出现各式各样的结果:有的人先苦后甜;有的人先甜后苦;有的人悲喜分明,大起大落;有的人平安一生,无惊无险;有的人家庭不幸,但官运亨通;有的人夫妻恩爱,但事业不顺等等。攀比也有积极的一面,关键在于我们要知道与他人比量的是什么。一是可以比事业,与同事们在工作上比赛,努力将自己的业务水平提高至另一个高度,使自己成为业务骨干,干出成绩来,最终会赢得大家从心里对你的赞誉;二是我们可以比谁能够为社会做出更多的贡献,在积极做好本职工作的前提下,努力发掘自己的潜能,充分将自己的优点与长处发挥出来,使自己的人生价值得以实现;三是可以比谁的道德水平更高一筹,平时要加强学习,提高自身修养,让自己成为一个高素质、高修养的人。

(三)思虑

正常的思虑是我们对经历或学习内容的再认识,以及运用自身掌握的知识、经验对可能出现事件的预判时的心理状态。它是我们完成一道算术题的过程,写总结时的思考,对花一笔钱的规划等,凡是非本能的精神意识活动几乎都有思虑的参与。思虑在决断的帮助下不断完善着人和人类的知识体系与行为,然而,当我们打开思绪的阀门太多而不知适时关闭时,"思虑"慢慢就会缠绕我们了。

现代社会的生活节奏很快,信息量爆炸式增长,人与人的交往越来越不可避免,供我们选择的事物也更加丰富,也就是对我们形成刺激的因素越来越多,如果我们长期过分关注、体验某事物而忽略或冲淡其他事物和刺激对我们的影响,除沉迷于所关注的事物外我们的思维就会在多数方向上变得迟钝；我们喜爱的事物越少，或处置事物的能力越低，我们就会有更多的烦恼，也就是"世间本无事，庸人自扰之"；如果我们对已经发生和正在发生的事情没有作为，只是担心它的发展可能会有某种不好的结果发生，我们就会变得紧张、有压力，甚至焦虑；如果我们不能摆脱经常思虑、担心之事，或者常常把自己置身于一种内心创设的虚无环境当中，则新思维就会越来越慢、活动空间越来越窄，抑郁就产生了。人是万物的精灵，就在于心之思，这个思是一切创造的根本，创造是对既往经验、知识的高度总结，但结果是创造出来之前不存在的，如果我们在思维中创造了不存在的事物，不到现实中去印证或用某种形式把它表现出来，反复在心里激荡，就会变成猜疑、妄想等等。事实上，人之所以称之为人，就在于他具有的学习、认识、再认识、创造的思维及其活动，不仅情绪、情感的发生需要"思"，我们有意识的行动有"思"的参与，而且我们的潜意识支配的各种活动其实也有"思"的痕迹。人类的"思"的产生，除了自然生理原因以外，更多的是来自于社会及生活中的经验、体验。我们所思虑的往往是那些曾经刺激并激起我们进一步需求或努力逃避的事物，如未成年人爱玩游戏，受到游戏中获得的"成功"比在现实中要容易保持和重复的刺激，沉迷于更高等级成功的追求，而做其他事情的兴奋性大大降低；经济萧条时，人们不得不节衣缩食，原来喜欢做的事情很多不得不压缩掉，还得拼命地工作以保住自己的饭碗，烦恼之心油然而生；学生在考试之前没有温习好，就会担心考试不能过关，进而会受到批评甚至某种惩罚，于是开始紧张，有压力感，甚至焦虑，其实焦虑的不是结果，而是现在准备不足的状态；我们听说不止一个作家毫无征兆地自杀了，经过追查发现他(她)患了抑郁症，原因就在于经常虚构的事件、人物角色勾起他(她)们内心的角色同感，一旦脱离现实生活，就会沉浸其中，自我空间越来越狭隘而造成的；当我们印象中放在办公桌上的钱找不到时，映入我们头脑的第一念头往往是被同事拿了去的猜疑、妄想；等等。其表现不一而足，我们就不一一赘述了。

那么我们该怎样梳理"思虑"以顺志调理呢？

当我们发现自己的心情处于"思虑"态时，无论是沉迷、烦恼、紧张、压力感，还是抑郁、焦虑、猜疑、妄想，我们应当采取如下措施。

1. 消解"思虑"以静心

中医认为"土生金"，也就是脾思虑之志对肺悲忧之志有促进作用，悲忧缘于思虑之根。思虑本可使人周全，然思虑不得、思想无穷、思绪紊乱则容易占用过多的精神意识活动的"内存"，导致真正需要的思维无法展开，扰乱正常精神意识思维活动而表现为"气结"。常见的思虑过度，不是我们学习、思考问题用时过多，而是我们学习、思考过程中不断变换思想，使思维杂乱无章，就像计算机同时开通了很多个软件一样，虽然表面上只运行一个，其实每个打开而未关闭的软件都在运行，于是或陷于沉迷，笼罩于烦恼，置身于紧张、压力感，或纠结于抑郁、焦虑、猜疑和妄想。

当我们发现自己处于沉迷、烦恼、紧张、压力感、抑郁、焦虑、猜疑或妄想中时，其实这时我们开启了太多运行缓慢但占用精神意识思维通道的思绪，我们的大脑

（心）被填塞了，往往只有那些我们熟悉的、经常做的事情才能正常完成，只要我们稍微一"闲下来"，心中就会浮现那些经常纠缠我们的事物，这时我们应当消解清理繁杂的思虑，果断地关闭那些短期内不可能有结果的思虑，集中精力解决那些努力一下很快就可以完成的事，痛哭一场"悔恨"地抛掉曾经纠缠我们的事物，释放心情。例如，当我们沉迷于游戏、赌博等，或玩物丧志，无心工作、学习，甚至生活都懒散起来时，想一想，我们失去的不仅仅是时间，损失的还有现在和未来，发展下去必将一无所有，痛哭一场，静一静心，恐怕只有常怀愧疚之心，方得进取之意，彻底断绝沉迷。当我们发现自己总是有无穷无尽的烦恼，上级给我们任务时我们烦恼，闲得要命不知应该做些什么时我们烦恼，这时我们应当给自己一个打击以促使自己清醒，因为我们烦恼的是无法应对所有的工作、学习和生活，当我们跌落谷底，正可以检点繁杂的思绪，重新出发。当我们发现自己处于紧张、焦虑状态，心里充满压力感而无法摆脱时，试着放弃对抗的念头，静下心来，只当我们已经在此事件中失败了，又能如何呢？接下来我们只要一点一滴按部就班地去做，就会有比这个结果要好的事情发生。抑郁、猜疑和妄想，是我们自己给自己搭建的一个封闭的虚幻世界，一定程度上满足了我们的角色感，但几乎从来不把这个角色应有的行动落到实处，知行分离，克服此种心态的最简单的办法就是消解虚构世界，把想象中的事物拿到现实中检验一番，水落石出，虚幻破灭，再寻找些"真实"的事情去做，我们自然而然就慢慢远离抑郁、猜疑和妄想了。

2. 破"思虑"之茧以静心

中医认为"木克土"，也就是肝怒之志对脾思虑之志有克制作用,肝木就是脾土的克星,思则气结,怒则气上。我们之所以思虑不得、思想无穷、思绪纷乱,是因为我们心理受到所思虑事物的束缚,不能突破,日积月累,郁结而成病,但凡外向、做事雷厉风行或善于管理的人很少会有"思虑"之害,因为他们不会积累"思虑","思虑"从来都是有条不紊的。所以"怒"是天然的具有克制"思虑"的功效。

沉迷于游戏的孩子,一旦有了自己想干的事情,往往能干出比别人更优秀的成绩来,因为他的"怒"比别人更强,这也是他能脱离游戏束缚的原因;烦恼的我们,一旦生活规律了,学习热情了,工作认真了,烦恼自然而然就消失了。工作、生活、学习中我们常怀奋斗之志,就难有"思虑"之忧。

(四)悲忧

正常的悲忧是我们失去曾经拥有的事物或地位处于下降趋势时的心理状态。我们丢失物品会悲伤,失去亲人会悲痛,失去原有的地位、尊重会悲哀,地位不保、处于劣势、面临窘境而无法扭转会忧愁,等等,凡是雷同于既有而失去、所得低于期望、处境不妙的境况均易产生悲忧。这种悲忧会诱发我们趋向于守势,检讨自我、积蓄力量,不过,如果我们一味地迁就和放大这种损失,"悲忧"很可能就会成为我们的结局。

生活本来就很难一帆风顺,每个阶段我们都有自己的不如意,甚至是悲惨期。期望值越高,失败的风险也就越大,越是紧抱着已经拥有的不放,失去的就越多,越是把尊重建立在虚无的恭维之上,地位下降得也就越快,已经失去而不能舍、不甘心,一定会一无所有。如果我们错过了做曾经本应该做的或做好的事情,如错过了孝敬父母,错过了当机立断承担下某项工作,错过了参与到某项活动当中等,而失去了尊重、荣誉、朋友等,我们内心会有后悔、内疚;如果失去亲人、恋人或心爱、重要之物,我们就会悲伤;如果我们经过较大努力仍然没有获得成功、认可,我们就会失意;如果我们总是夸大失败、失意的概率,我们就会变得自卑;如果我们念念不忘所失去的,或干脆认为多数情况下自己难以有所得,我们就会变得懒惰;如果我们总是反复体验悲忧的过程,远离正常的生活,我们就会越来越空虚,乃至变得身心软弱,等等。人生就是探索未知生命、生活的一生,所以人生注定不如意之事十之八九,人生也是沉淀经验、凝聚精华的一生,只有借助悲忧剥离出来的诸多良莠,才能得到艳美的鲜花,所以没有造成悲忧之事物的对比,新的知识、事物就难以巩固,人的心理也很难成熟。人类的"悲忧"的产生,除了自然生理原因以外,更多的来自于生存需求与欲望的落差。我们所悲忧的往往是失去满足感的原因,如某人买菜讨价还价中因冲突而致人死亡,最后受到法律制裁,后悔于自己的冲动,内疚于对不起家人;林黛玉所作之诗文笔与意趣俱佳,故有才女之称,然总觉时运不济、委屈难全,特别是贾宝玉与薛宝钗成婚,更使得她由悲伤转为失意,酿成悲剧;农村出来的孩子自卑的较多,不仅在家庭教育上容易被粗暴压制或关爱较少,而且一旦接触社会,各方面能力比拼上多数处于下风,久而久之形成自卑;人在心情差时,精神往往提不起来,干什么都无精打采,偶尔慵懒一下无可厚非,但是做事稍有不顺或不适就打退堂鼓,就是懒惰了;孤寡老人最容易空虚和软弱,他们先是失去亲人

（或原本就没有亲人）的关怀，后又失去工作上同事和朋友的支持，当下又难以获得改观，已经几乎找不到任何满足感了，所以他们会空虚，空虚又使他们丧失了最后的精神支柱，只剩下了软弱；当然，还有一类人也容易空虚，就是获得"财富"比较容易的人，财富让他们的欲望虚性膨胀，相比之下，自己享受的生活与拥有的财富不能"匹配"，因而空虚，有些人会寻求一些刺激以弥补；等等。其表现不一而足，我们就不一一赘述了。

那么我们该怎样化"悲忧"以顺志调理呢？

当我们发现自己的心情处于"悲忧"态时，无论是后悔、内疚、悲伤、失意，还是自卑、懒惰、空虚、软弱，我们应当采取如下措施。

1. 融藏"悲忧"以静心

中医认为"金生水"，也就是肺悲忧之志对肾惊恐之志有促进作用，惊恐生于悲忧之极。悲忧在我们生命当中非常重要，它不仅时不时给我们过热的情绪踩一踩刹车，而且默默地对我们的经验、知识进行着初步的过滤、贮存，"吃一堑长一智"也是这个道理。然而我们一旦持续夸大过失、风险、不满足感，则会压制我们的生活动力，破坏我们自我修正的内生态，甚至走向意志消沉而表现为"气消"，于是深陷自责而后悔、内疚，痛于所失而悲伤，屡战屡败、折了锐气而失意，夸大困难、看低自己而自卑，自暴自弃、悲观处世而懒惰，欲壑难填、若有所失而空虚，逃避现实、意念难聚而软弱。

当我们发现自己处于后悔、内疚、悲伤、失意、自卑、懒惰、空虚或软弱中时，我们处于正常的期许被打断而失衡状态，既难以自我完成愿望，又不愿求助他人，这时需要我们接纳现实,稳定心情,容忍痛苦、体验痛苦,我们反而会认清痛苦的根源,找到走出痛苦的办法;抑或是将自己置于"危险"之中,使我们心生惊惧,激发"生"的本能,发现"生"的真谛,从而回归正常心理。例如,当我们中年时还没有来得及孝敬父母,父母突然间"驾鹤西去",原来总是想着等生活好起来一定好好孝顺父母,原本也有机会,现在没有了机会,我们内心必然充满后悔、内疚,加之亲人离去的悲伤,使我们无法面对自己,面对亲人,甚至影响到工作和生活,这时不妨体验一下这种悲痛和内疚,会发现我们的心脏像被绳子捆住了一样难受,再体验下去,感觉一下我们的手是不是凉的,再继续体验下去,我们确实已经很难受了,我们已经受到了"报应",结局已经是最坏的了,我们还要让它继续下去吗? 总要做些什么有意义的事情来弥补一下吧,现在这种状态是于事无补的;当然各种原因引起我们的后悔、内疚、悲伤是不同的,但可以使用类似的方法,帮助我们稳定心情,缓解悲忧,走向光明。我们若追求功名不得,寻求恋人不利,做生意不顺等都可能造成失意,心灰意冷,甚至整日蓬头垢面、不修边幅,变得懒惰,如若再众叛亲离,一无所有,失去精神支柱,必然精神空虚、意志软弱,这时让我们哭,可能无泪,让我们怒,可能无力,但我们心里一定还有牵挂,静下心来,找一找我们心里牵挂的是什么,在我们走向绝路之前,把我们所有的牵挂置于"危险"之中,或让我们关注的危险之事一再在我们面前发生,危险过去了,一切都还存在,比我们悲惨的人物多了,然而,他们都度过去了,我们也能。自卑是别人或我们自己不断损伤、压抑自己的自尊而造成的,小孩子因为教育不到位经常说错话而被嘲笑或训斥,自尊受到伤害而没有应对措施,慢慢地就会开始尽量少说话,进而减少和人交往,内向、自卑就形成了。自卑会使我们对大多数事件缺乏信心,我们可以给自己不知不觉地"加加码",在我们要完成某目标时必须同时竭尽全力帮助他人完成一些任务,不要给自己退路,在帮助别人时我们的自尊会不断得到加强,这时我们还要完成自己的目标,顿时紧迫感增强,危机显现,也就是"危情加亲情",经过这样反复的训练,我们一定能走出自卑。

2. 缓"悲忧"之紧迫以静心

中医认为"火克金",也就是心喜之志对肺悲忧之志有克制作用,心火就是肺金的克星,喜则气缓,悲则气消。我们之所以内疚而感觉心脏压迫感、悲伤而胸口闷、失意空虚而心灰意冷、自卑懒惰而善于退缩,是因为我们心理受到外界刺激的压迫使我们处于下风的挫折感,或夸大自身存在不足与遇到的困难,若有所失的失落感,我们内心还有所支撑但不足以扭转势态而造成的悲忧,整天满面笑容、热情洋溢、精神饱满地做每一件事的人,从来难见他们受"悲忧"的骚扰,因为"悲忧"之事只是他们工作、生活、学习的调味剂、从中汲取经验教训的原料而已。所以"喜"天然地具有克制"悲忧"的功效。

悲忧之时,笑一下,哪怕是强迫自己笑一下,原来紧皱着的心是不是轻松了一些,它就是这样神奇。应该我们做的事情,不要去等待,不要想着别人会怎么看我们,只要我们高高兴兴、全心全意地去做了,我们就离最高目标近了一步,即使我们做得不够好,我们尽力了就不会问心有愧。一次次的挫折、一次次的碰壁,其实就是人生的选择题,只是我们不幸地运用了排除法去寻找幸福的答案,不必灰心失意,把经历过的事情和目标重新排列组合,也可以添加一些新的目标和做法,我们会发现真的有不少是原来行动和目标配错对,是生活给我们开的玩笑而已。高兴地去面对一切,那个嘲笑我们的人,其实是在帮助我们找缺点,我们应该感谢,甚至应该向他寻求解决的办法;我们不可能在每一件事情上都是优胜者,但只要我们存在于某一个群体之中,我们就是经过一系列的胜利才来的,也许我们还有很多胜利要努力去争取,但不要贪得太多,当下我们要享受胜利的喜悦,并从胜利走向胜利,向自卑说"拜拜"。人生最大的满足来自于尊重,我们自身有多重要都不一定能获得别人的尊重,如果我们是亿万富翁,不见得能受到尊重;如果我们是高官,不见得能受到尊重;但如果我们是海人不倦的教师,会得到尊重;如果我们经常到社区去做义工而不图回报,会得到尊重;如果我们是火海救人的英雄,会受到尊重;当然,默默无闻、一心一意扑在工作上、学习上的持之以恒的人,也会受到尊重。只要我们不断地付出以换取尊重,在尊重中享受幸福,哪里还有"悲忧"之患。

(五)惊恐

正常的惊恐是我们对精神意识思维活动不断地接纳、蓄积、沉淀、固化,并成为新精神意识思维活动的智力支撑的收缩防御性心理状态,当事物给予我们的刺激超出我们当前的认知和处置能力时,我们就容易表现为惊恐。突然出现的巨大声音、陌生事物等凡能使我们感触到"危险"的事物都会引起惊吓,甚至恐惧,有些事物引起的惊恐是一过性的,有些可能会停留很长时间,甚至进入潜意识,影响我们对更多事物的判断;先天不足或抵御外界冲击能力太弱时,我们会变得易惊、脆弱,甚至怯懦;由经常的害怕、恐惧在内心积聚,加剧了我们对自身应对事物的能力和技能的悲观判断,演变到害怕别人超过我们而妒忌,演变到害怕失去而自私,演变到恐惧无助感而孤独,等等,凡是过分把自身能力、技能定位于极低水平的人均易产生惊恐。这种惊恐本来是我们遇到危险时逃避的本能,也是智力智能增长的关键阶段,但是,如果我们任由这些刺激填塞而不能沉淀、活化,"惊恐"必然扰乱或冰封我们的心智,进一步降低我们处置事物的能力。

尺有所短,寸有所长。每个人都有自己的缺陷,这些缺陷有些是与生俱来的,但更多的与生活的经历有关,那些曾经给我们伤害,或被别人暗示有伤害的事物都会诱发我们的惊恐心理,那些与伤害我们的事物有相似性的事物也会促使我们产生惊恐心理,那些超出我们承受能力或处置能力的事物也会引起我们的惊恐心理。例如,几乎所有人对凶猛的动物都有害怕、恐惧的心理,天黑自然而然会使我们心里不踏实;当我们生病或疲劳过度时非常容易受惊;老年人和婴幼儿因自身对环境的控制力差特别需要别人帮助和保护而容易孤独;生活中满足感较差或经常被灌输要保护自己的人容易自私;艳羡别人所拥有的而使自己感觉不适就会妒忌;面对危险、窘境时心里只有逃避而没有对策就会怯懦;等等。其表现不一而足,我们就不一一赘述了。

那么我们该怎样夺"惊恐"以顺志调理呢?

当我们发现自己的心情处于"惊恐"状态时,无论是害怕、恐惧、易惊、孤独、自私、妒忌,还是怯懦,我们应当采取如下措施。

1. 舒展"惊恐"谋静心

中医认为"水生木",也就是肾惊恐之志对肝怒之志有促进作用,怒之升发有利于惊恐的潜藏或消散。惊恐是所有动物具有的本能,它既帮助本体躲避危害,又蕴蓄涵养各种生存技巧、精神意识思维活动,促进了高级生命活动和低级生命活动的接续。然而突然的、巨大的、超预期的刺激,会使我们坠入惊恐之中,或身心极度虚弱,安全感缺失、生命支撑极其脆弱也会使我们不由自主地产生惊恐之感。外界刺激瞬间突破我们的防御系统或使我们的防御系统承压明显,防御机制就会使我们的精神意识、躯体各种资源立即转向应对这一刺激,而各种精神意识和身体机能出现一定的紊乱,"惊则气乱",惊必兼恐;防御系统持续受压或敏感度过高,会调动机体过多的精神和物质资源于一处,反而造成机体正常功能(技巧)的发挥失常,"恐则气下",在精神上往往是心理阴暗或思维短路,在机体上则是大小便频繁,甚至失禁。于是外界刺激可能的损害高于心理抵御能力的判断催生害怕;防御系统已经受损继续受到冲击而高度紧张,趋向崩溃则恐惧,高度敏感则易惊;防御系统部分崩溃,难以组织有效的防御活动则怯懦;时刻关注自身的处境,安全感低,而得不到慰藉和补偿就会孤独;在修补自身防御系统上投入过多精力,隐性地对外界产生了过多的需求、抗拒,就会自私;由于对自身能力信心不足或危机感强,而产生压制,甚至产生消灭潜在和现实威胁我们的对手的欲望,就会妒忌。

当我们发现自己处于害怕、恐惧、易惊、孤独、自私、妒忌或怯懦中时,我们处于兴奋而慌乱的被动防御之中,或防御系统脆弱、崩溃而组织防御的需求、技能混乱,这时需要稳住心神,敞开心扉,畅舒心志,让阳光照进我们的心田,驱走阴霾,应对外界刺激的能力日强,获得的帮助愈多,从而回归正常心理。例如,当我们遭遇大型动物的袭击时,害怕、恐惧油然而生,如果我们只是惊恐地尖叫,或不知所措地自言自语,不仅不能帮助我们克服害怕、恐惧,相反可能因错误的举动而酿成不良的后果,但如果我们是勇敢地怒吼一声,给自己壮胆,或坚定地喊出(或默念)威武雄壮的语句、做出有气势的动作,此时我们不仅会短暂地吓住大型动物,给自己赢得思考的机会,而且头脑会变得异常机智而不是混乱,不仅克服害怕、恐惧心理,甚至可以改观造成害怕、恐惧的事态。再如,屡战屡败、连续逃亡中的将士,身心困乏,非常容易草木皆兵,轻微的动静或一股弱小的敌人都可能使他们如惊弓之鸟,慌不择路或干脆放弃抵抗,表现出易惊或怯懦,但也有太多的例子证明,把战败中将士兄弟的死伤和自己受到的羞辱化作对敌人的愤怒的人,往往是突然精神倍增,甚至有些人可以完成一次蜕变,勇斗顽敌,而最终获得成功;老年人闲下来而无人照顾时会孤独,有人来陪伴或养宠物都在一定程度上缓解他们的孤独,其实孤独不是没有人照顾或宠物陪伴造成的,而是人"皆乐生而恶死"的自然之理,也就是我们内心惧怕肉体和精神受到死亡威胁而产生的,临时陪伴、收养宠物、参与一些普通的活动,都只能暂时和表面上掩盖或缓解孤独的表象,而那些整天忙于事务,如酷爱书法、音乐、写作等力所能及的一切事务的老人很少有孤独,于外他们关注的焦点不在自己而在作品等对象,于内他们努力获取成功,哪怕是一点点的积累，所以他们不会孤独；小孩子是什么时候开始自私的呢？当奶头从他还没有吃够的口中拔走时，当玩兴正浓的玩具被家长拿走（即使做了解释）时，当他感兴趣的事物（也许家长并不知道）突然间消失时，等等，都在培养着孩子的自私，他们就会不愿分享，不愿为认为和自己关系不大的事情付出时间、金钱、精力，甚至哪怕是一句安慰的话，在自己和多数人之间构筑一道防火墙。如果我们自私了怎么办？试着学会交换，比如拿我们不喜欢吃的巧克力去换我们喜欢的书籍，用自己半天的劳动换回心仪的首饰，也可以去表演才艺获得夸赞，不要关注价值价格，只要关注我们得到的是不是我们想要的就好，慢慢我们就会领悟"舍得"二字的真谛，我们怎么还会自私呢！我们妒忌的一定是人或与人相关的事物，而不会直接妒忌事物本身，而且我们妒忌的这个人，一定具有我们所没有或者欠缺的物质或精神，并且这些物质或精神是我们渴望拥有或者曾经使我们在比较状态下感觉不舒服的，当这种感觉来临，无论我们承不承认，妒忌一定在我们内心产生了，不用害怕，但可以生气，在妒忌转为妒火之前，舒展一下心情，看看是不是我们正在拿自己的短处比别人的长处，如果不是，只要我们一努力，别人拥有的我们迟早也会拥有，如果是，我们就要争取在自己最擅长的领域做出成绩和嫉妒的对象进行比较（在心里比较就好），或许应该别人来妒忌我们才是。

2. 收敛"惊恐"以静心

中医认为"土克水"，也就是脾思虑之志对肾惊恐之志有克制作用，脾土就是肾水的克星。《灵枢·本神第八》中有"恐惧者，神荡惮而不收""志伤则喜忘其前言"，我们之所以"害怕、恐惧时心脏跳动加速而且感觉跳动幅度增大(平时感觉不到心脏跳动),而躯体重心会出现向后向下转移""受惊、孤独时总感觉周围阴森恐怖、难以自禁""自私、妒忌时对自己的得失高度'警觉'""怯懦时遇事总是不知所措",是因为"惊恐(肾之志)"是我们精神意识思维活动形成智慧并潜移默化影响新的精神意识思维活动的主要阶段,此阶段应对外界刺激技能的缺乏,调动我们各层级的防御系统开启,正常生活智能的形成与发挥失常而造成的,但那些生活中运筹帷幄、善于思考、往往对事物从本质上去考究、从容应对的人,极少会陷入"惊恐"之中,因为"惊恐"之事在他们看来是最值得"研究",最具挑战性,也最接近本质的,正是"危中有机"。《灵枢·本神第八》也说:"因志而存变谓之思;因思而远慕谓之虑;因虑而处物谓之智。"所以"脾思"天然地具有克制"惊恐"的功效。

惊恐之时,警醒之余,迅速思考一下,是什么原因而不是什么事物让我们处于这种状态,我们应对的最佳措施是什么,或者我们怎样能将自己的损失减到最小,然后坚定地加以执行,如婴儿会对不熟悉的鞭炮声比较敏感而惊恐、哭泣,我们在他面前模仿鞭炮的声音,并告诉他那是鞭炮在响,只要他明白了声音来自鞭炮并得到暗示仅仅这个声音不会对他有危害,他的惊恐、哭泣立即就会消除,而且之后也不会对不能直接危及自己的鞭炮声产生惊恐了,它就是这样有效。宋代苏洵《心术》:"为将之道,当先治心。泰山崩于前而色不变,麋鹿兴于左而目不瞬,然后可以制利害,可以待敌。"因为他们懂得,泰山之崩,我于其内脱之不得,惧之何用,我于其外伤我不得,何用惧之；当然，麋鹿动作迅速，若逃离或攻击我们，我们一旦慌乱便容易错失时机，最好是迅速分析最佳处置措施，以静制动，一击必中，才能成功。古时，帝王们喜欢称自己为"孤"，因为他们没有真正的玩伴。《礼记·大学》："此谓诚于中，形于外，故君子必慎其独也。"内在本质与外在表现相一致，人就比较真实而心里踏实，否则为"独"，或者只重一面而忽视另一面，也为"独"，都能使我们心理失去平衡而惴惴不安，这时我们思考那些逻辑性强的题目，可以是做过的或未做过的，但一定要一步步思考，也可以真诚地和人们交往，以社会最大公约数去做事情，我们的孤独会不治而愈。不愿意共享快乐、成果，如果对自己有损就不愿意帮助别人，总害怕自己受损失，自私也会使我们没有真正的朋友，最终守不住到手的"财富"，动动脑筋想一想，"财富"只有用于投资才能有更大的收益，人与人的交往中任何的付出都是一种"投资"，有的是长期投资，有的是短期投资，但只要是真诚思考过的投资，都不会是"风险投资"，我们还需要坐等"财富"缩水吗？别人的就是别人的，无论我们怎么做，别人的财富或能力都不可能因为我们的妒忌而消失，妒忌只会消耗我们的精力，我们不要只是用艳羡的心态去看待别人的成功与成就，而首先要思考一下，那是我们的目标吗？是，分析一下别人是怎样成功的，我们可以复制吗？不是，那我们究竟想而且能做出什么样成绩和成就与别人比肩，或者干脆超越他们呢？多数妒忌下的艳羡都是虚伪的，只要我们经过如上的思考再仔细推敲，我们总能唤醒真实的自我、自信的自我。很多事情我们没有做完美或做完整，甚至没有做就退却了，如果不是有真凭实据告诉我们做下去会毫无意义，那就是怯懦，当然我们不能盲目地去做事情，重新思索一下，我们的目标改变了吗？围绕我们的目标我们做了哪些工作，还有哪些有必要做但没有做，目前遇到的事情在我们实现目标中居于什么样的地位，如果我们做了，他会有什么危害，最大的危害是什么，这个危害出现的概率有多大？当我们把这一切问题都分析清楚了，我们认为这个事情依然不可以做，我们再放弃也会心安理得，那是理智，不是怯懦。若能思之以理、志之以恒、虑之以周、智之以诚，则惊惧收、孤独藏、自私敛、妒忌匿、怯懦隐，我们不会再有"惊恐"之患。

以上皆是"以情治情"之法，由于情绪、情感、情志的丰富多样，且往往多种情绪交织在一起，但无论怎样复杂，都脱离不开心神和五神脏活动的本质，读者们只要细读细品"以情治情"的思想，一定能找到顺志调理的方法，以纠正心理出现的偏差。

二、洗心

一些人很喜欢找中医看病，觉得中医很神奇，中医看病，往往只简单地问问病情，让患者伸一伸舌头，把把脉，也不开化验单，就胸有成竹地开出中药方等治疗方案。患者只要按照中医制订的方案"调理"（治疗）一段时间，往往花钱不多，效果还非常好。中医看病的过程看似简单，其实中医看病，就像法官判案一样，法官判案首先得收集大量的相关资料，然后再通过分析这些资料，从而找到罪证，定出罪名，中医通过望、闻、问、切，了解患者的健康相关信息，结合时空特点，分析出患者的病因、疾病性质、疾病部位、发展趋势，从而拟定一套针对性的措施（处方），帮助患者回归健康。中医治病不仅仅治疗"病"本身，还治"病"产生的根源，以及"病"祛后不让新"病"产生，这就是调理。

《周易·系辞上》："是故圣人以通天下之志，以定天下之业，以断天下之疑。是故蓍之德圆而神，卦之德方以知，六爻之义易以贡。圣人以此洗心，退藏于密，吉凶与民同患。神以知来，知以藏往，其孰能与此哉！"圣人告诉我们，中医顺志调理就要把握事物的规律，认知——节制和调适自己的欲望——藏欲，积极改善自身及周围环境——兼爱。我们把本篇定名为"洗心"，通过认知、藏欲、兼爱的修养身心的过程以洗心顺志调理。

（一）认知

我们越是认识自己的情绪、情感、情志，就越容易控制它。要听懂情绪在说什么，并接受它。

除了第一级我们提到的情绪、情感、情志的各自归属，我们还应了解《黄帝内经》更多有关的论述。《内经》包括《素问》《灵枢》二部分。

《灵枢·本神第八篇》云："是故怵惕思虑者则伤神，神伤则恐惧流淫而不止。因悲哀动中者，竭绝而失生。喜乐者，神惮散而不藏。愁忧者，气闭塞而不行。盛怒者，迷惑而不治。恐惧者，神荡惮而不收。"

"心，怵惕思虑则伤神，神伤则恐惧自失。"

"脾，愁忧而不解则伤意，意伤则悗乱。"

"肝，悲哀动中则伤魂，魂伤则狂妄不精，不精则不正。"

"肺，喜乐无极则伤魄，魄伤则狂，狂者意不存人。"

"肾，盛怒而不止则伤志，志伤则喜忘其前言。"

"恐惧而不解则伤精。"

"是故用针者,察观患者之态,以知精、神、魂、魄之存亡,得失之意,五者以伤,针不可以治之也。"

"肝藏血,血舍魂,肝气虚则恐,实则怒。"

"脾藏营,营舍意,脾气虚则四肢不用,五脏不安,实则腹胀经溲不利。"脾气虚则多哈欠,实则多歌吟。

"心藏脉,脉舍神,心气虚则悲,实则笑不休。"

"肺藏气,气舍魄,肺气虚,则鼻塞不利少气,实则喘喝胸盈仰息。"肺气虚则呼,实则泣不止。

"肾藏精,精舍志,肾气虚则厥,实则胀。"肾气虚则易惊,实则善呻。

当我们对自己的情绪有了一定的感知,就会理解情绪背后的意图。

当我们察觉了情绪的意图,就能针对不同的情绪需求采取不同的调节方法。通过调整身体语言与姿势、思考与表达,重新进行社会现实的建构,从而使自己达到对现实的普遍意义的接纳。

美国心理学家艾利斯认为,人的情绪和行为反应是由于经受某事件的个体对该事件的认知和评价所引起的信念,最后是信念导致了在特定情景下的情绪和行为后果,这就是著名的 ABC 理论。

客观事件我们是无法左右的,有些事件也不以人的意志为转移,但是主观信念是我们可以通过努力加以控制的。虽然我们无法避免所有不合理的信念,但我们应充分认识它的存在,尽量减少其对我们生活的负面影响。要做自己情绪的主人,就要对自己的情绪负责。

怎样调节自己的情绪,做生活的主人呢?首先要转变自己的态度,用开放性的语气对自己坚定地说:任何事物都没有想象中那么糟糕!我要用愉快的心情来应答他们的期待。首先,当你的自主性被启动时,沿着它走下去就是一片崭新的天地。其次,当你觉察到自己的情绪不好时,要学会用简单的方法排解掉他,告诫自己不要去理睬它。再次,要培养自我控制情绪的意识,如经常提醒自己,主动调整情绪,自觉注意自己的言行,久而久之就会形成一个健康而成熟的情绪控制习惯。最后,暂时避开不良刺激,把注意力、精力和兴趣投入另一项活动中去,以减轻不良情绪对自己的冲击。可以转移注意力的活动很多,最好还是根据自己的兴趣爱好及外界事物对你的吸引力来选择,如各种文体活动,与亲朋好友倾谈,阅读研究,琴棋书画,等等。总之,尽量避免不良情绪的撞击,减少心理创伤。

此外,如果不去进行情绪觉察,我们就只能选择继续掩饰自己的痛苦。这样做只会使我们的痛苦以料想不到的方式出现:它会扭曲我们的行为、改变我们的话语、僵化我们的知觉,然后为我们制造意想不到的后果。所以,我们需要觉察我们的情绪,持续不断地关注我们内在的情绪变化,以便指导我们下一步的行动。

下面我们提供几个觉察情绪的练习。

(1)通过身体反应来认出自己的情绪。

感觉你的身体,先是自己的头部,然后是脖子、胸部和腹部,注意是否有发紧、疼痛或者其他感觉。

下次当你感到愤怒、受伤、不快或者嫉妒时,注意上面提到的这些部位,看看自己感觉到了什么。

(2)列出自己的情绪清单。

花一点儿时间审视自己的内在,看看自己都经历过哪些情绪,如愤怒、嫉妒、悲痛、怨恨、满足、喜悦等,将其用笔记录下来。

将这些情绪进行分类,看看哪些是关于恐惧的,哪些是关于爱的,并反思是由哪些事端引起的。如果可以的话,让朋友来监督你完成此项工作。

(3)每种情绪都是一个信息。

回忆一种自己感受得到的强烈情绪,如愤怒、快乐、嫉妒或者怨恨。闭上你的眼睛回想当时的场景,花一点儿时间去感觉一下产生那种情绪时自己的身体感受。你在哪个部位感觉到它,如胸部、腹部、颈部或者喉咙里。

回忆一下当时自己在做些什么。例如,当时你处于恼怒中,你是在责备自己、别人,还是其他。

回忆一下当时自己的行为举止。例如,当你高兴时,你是大笑,还是手舞足蹈。

如果你知道你的情绪是来自灵魂的一个信息,你会改变体验那种情绪时自己所做的或者所说的吗?你会如何改变呢?

(4)你是情绪化的人吗?

你认为自己是一个情绪化的人吗?

你会觉得自己就是有权利表达你所感受到的吗?

你会常常感觉到被你的情绪所淹没吗?

如果答案是肯定的,尝试进行下面这个练习。

每次你感到情绪化,如愤怒、悲伤或者妒忌,停下来去感觉你所感受到的,并问自己:"我的身体里现在是什么感觉? 我在我的能量系统里哪个部分感觉到这些?"

让自己去感觉你所感觉到的愤怒、悲伤或者嫉妒等,在有了这种感受并采取行动之前,比平时多感觉它 1 分钟,然后每次延长这段你惯以采取的处理方式前的时间。

通过以上几个小练习,有助于我们觉察自己的情绪波动,从而更好地控制自己的情绪,认识自己的内心世界。

(二)藏欲

我们的任何情绪、情感、情志的发生都源自于我们的内在需求,就像饿了想吃东西、渴了想喝水一样自然,我们的洗心顺志调理,要求我们对自己的情绪、情感、情志也像吃饭喝水一样,需要有节制、均衡、卫生。

饮食本身也会影响我们的情绪,每种食物中所蕴含的营养元素多多少少都会对我们的情绪造成影响。我们可以通过饮食来调剂自己的情绪,建立良好的饮食习惯。其具体内容在其他章节论述。

1. 对"控制"你思维的人或事保持警觉

当我们无缘由地陷入某种负面情绪或者无条件对某个人唯命是从的时候,是我们被"控制"的信号。也许我们会觉得不可思议,但是生活中,我们可能会长期地抑郁或沮丧,或者可能受别人的蛊惑而做出错误的投资决策,或者盲目地追随某种宗教,这正是我们受控制的表现。

我们的内在通过情绪与外界相连,情绪是我们与外界发生联系的纽带。作为有着七情六欲的人类,我们极易受到影响,这种影响既来自内在的情绪,又来源于外界的干扰。一旦这种影响超越一定界限,我们就处于被"操纵"的边缘。以优秀的艺术家和文学家为典型,如举止怪异、最终自杀的天才画家梵高,在煤气中结束自己生命的诺贝尔文学奖得主川端康成,因爱人逝世而心灰意冷、自杀辞世的著名女作家三毛等。情绪可以杀人，上面这些便是例证。暴躁易怒的人，极易因为普通的小事而触发情绪的临界点，从而在愤怒的控制下做出后果不堪设想的事情。掌握了大家急于摆脱贫困，妄想一夜暴富的心理，通过神乎其神的营销理念、肆意煽情的表演，控制了人们的精神意识的传销。邪教、迷信、骗子骗人的手法大体都是类似的，因为我们有某种心理需求，骗子们就借助满足这种需求的某种情绪或事物氛围、假象加以利用而控制我们。这些都是现实的存在。其实稍加控制一下自己的情绪，90%以上的犯罪都可以避免，只不过我们都被自己的情绪控制了而已。可见，情绪操纵下的我们，很容易做出伤害自己或他人的事。

我们渴望功成名就，渴望得到他人尊重，渴望过上理想的生活，渴望爱人的陪伴，当这一系列的渴望在现实中没有得到满足时，失衡的心理就会被悲观或愤怒所笼罩，过激的行为就会发生。此外，人们诉诸内心找不到突破口，还有可能受到外界某种东西或个人的蛊惑，从而迷失了自我，做出错误的判断或行为。

归根结底，这一切源于我们贪婪的内心。因为贪婪，心理需求要得到满足，就会被内在的情绪或外界的因素所操控，导致一幕幕悲剧的发生。

2.怎样才能避免被操纵的命运

第一，学会知足。我们有各种各样的渴求，从生理到物质，从自我到社会，这是正常的，只不过，我们需要量力而行，尽力而为。切不可好高骛远、急功近利。人的需求就像滚雪球，只会越来越多，我们需要平和对待，在自己的能力范围内去逐一实现，如因条件或能力所限而无法达到时,就承认这一事实。不要让自己背负太多不切实际的负担。《老子》有语:"罪莫大于可欲,祸莫大于不知足,咎莫大于欲得。故知足之足,常足矣。"

第二,独立也是必需的。这里的独立指的是一种不依赖、不迷信、不盲从的独立判断的意识。当内在有负面情绪涌动时,扪心自问:"这是如何产生的?我需要它吗?它会给我带来什么影响?"通过冷静客观分析找出问题的症结所在,比被这种负面情绪淹没要强得多。而面临外界因素的干扰,更需要这种独立判断的意识。当别人向你推荐某个权威时,你要保持适当的怀疑和谨慎;当别人宣扬某种意识时,你需要根据自己的知识和经验推测出这是否合理;当自己的努力和打拼付诸东流时,不要一味依赖于他人的帮助,一切都要依靠自己做出最终理智的判断,这样才能不轻易受骗,不轻易被操纵。

第三,把情绪保持在一个中间点上。我国传统中医认为"怒伤肝,喜伤心,思伤脾,忧伤肺,恐伤肾"。例如,有些人会气得吃不下饭,吓得尿了裤子,乐得失去心智等,这些都是情绪变化过于剧烈与身体相关的最真实的反应。这些极端的情绪,不论是大喜还是大悲,都会损伤心智,妨害我们感受自己真实的内心,如此看来,不仅坏情绪需要控制,好情绪也需要我们适当引导,以使情绪保持在一个中间点上,即不喜不悲,淡定平和。我们无法掌控生活,但却可以掌控情绪。情绪,尤其是坏情绪,不仅可以被掌控,甚至可以为你所用。只要我们能够感受到内心的力量,并借助于心力适时为情绪引路导航,就能让情绪按照你的设想去进行去发展。我们的身体越健壮,抵抗力就越强,因此我们需要多做运动、合理膳食、多读书、勤思考、培养智慧,因为我们的情绪就像一汪水,水越深、水面越大,这汪水就越不容易被搅动,当它足够大时,一般的外界干扰只能在其中激起一个个小涟漪罢了,我们内心的需求就像滴入其中的色彩很容易被包融。

(三)兼爱

中国"爱"字就是用心和行动去帮助需要帮助的人。纵观《论语》,既有以"仁"为核心的大爱,也不乏各种儿女情长、人与人之间千丝万缕的小爱。爱,不论轻重,不分大小,只要用心去爱了,就是真爱。《针灸甲乙经·精神五脏论第一》:"黄帝问曰:凡刺之法,必先本于神。血脉营气精神,此五脏之所藏也。何谓德、气、生、精、神、魂、魄、心、意、志、思、智、虑,请问其故?岐伯对曰:天之在我者德也,地之在我者气也,德流气薄而生也……"大爱就像天地赋予我们的生命一样,从来不求回报,以其能顺、自然、生命、情感都得以正常发生;爱,必然是两个以上事物或人的相合,爱从来都是从高处流向低处,从强者施于弱者,而被接受,否则都难以说是爱。

哈佛大学连续76年跟踪研究严格筛选的268位"长寿"者得出的结论:与母亲关系密切者,一年平均多挣8.7万美元。跟兄弟姐妹关系密切者,一年平均多挣5.1万美元。在"亲密关系"这项上得分最高的58个人,平均年薪是24.3万美元。得分最低的31人,则平均年薪没有超过10.2万美元。只要能在30岁以前找到"真爱"——无论是真的爱情、友情还是亲情,就能大大增加你"人生繁盛"的概率。

从中医的角度讲,爱由心生,"心"是人体的太阳,它用自己的光和热给身体的各个组织、器官以光明和能量,恩泽四方而为君主之官。如果君主横征暴敛，是为不明，主不明则十二官危，所以《黄帝内经》谈到夏季养生时指出，"使志无怒，使华英成秀，使气得泄，若所爱在外，此夏气之应，养生之道也"，爱强调的是和风细雨，爱强调的是润物无声，爱强调的是施而不索，爱强调的更是不偏不倚。乐观、豁达、认真、淡然，均是对人身心健康有利的正面积极的情感营养，它们犹如一泓清泉，沁人心脾，涤荡我们的心灵，为我们注入新鲜活力，让我们在繁复的世事俗务中不断地汲取积极的力量，从而自信、从容地走下去。当我们内心的能量以爱和信任的方式释放时，就会产生健康、满足、感恩和喜悦，这些情感营养带来了深层的满足和长远的影响，满足了我们的情感需求，使我们更有动力和能力去追求现实的各种梦想。学会了分享，幸福就会滚滚而来。

我们每个人都有情感需求，我们需要爱，需要被爱，需要尊重，需要被认同，这些积极正面的情感能量恰如我们日常摄入的食物一样，为我们提供情感营养，让我们更深刻地体会到幸福感。

一个乐观向上、心理健康的人，必定拥有充足的情感滋润。他一定是个豁达潇洒的人，不为琐事所扰，不为功名所累，不会因一时的挫折和困境而心灰意冷、怨天尤人，也不会凭一时的成绩和荣誉而沾沾自喜、趾高气扬，对于生活的赐予和遭遇，均能平和坦然地接受，并微笑面对。他还是一个有着强烈社会责任和道德感的人。他秉持公平正义，能坚持道德原则，穷则独善其身，达则兼济天下。持有宽广的胸怀，对社会、对人类、对未来有一种终极的关怀。这样的人又怎么会情感营养不良呢？

　　若要得到爱,就要乐于付出和奉献;若要收获功名,就要勤奋努力;若要梦想成真,就要脚踏实地,拥有自信。

　　有人说过,不会分享的人注定是一个孤独者、一个失败者。不会分享的人就像贪吃蛇,迟早有一天会把自己给撑死。其实分享很简单,它只是一种思想上的放松。每个人都把自己所拥有的给予别人,从而获取快乐,丢掉忧愁,这就是分享!

　　当你将自己的东西和别人分享时,你的思想是放松的,你的情绪是快乐的,整个人的状态都会好很多。身体的正能量就会滚滚而来,因为分享本身就是一件快乐的事,而不懂分享的人是体会不到这种快乐的,封闭独享只会让内心杂草丛生。

　　心存善念,善待他人就等于善待自己。善良的人从来不会怀疑社会对自己不公,他们总是怀着感恩的心对待周围的一切。善良者总是微笑着面对现实,永远不丧失对自己、友人、社会、理想的信心。物以类聚,人以群分,很多人每天都生活得很幸福,他们的正能量随时散发,只要在他们的周围,你就能感受到他们在向你传递正能量,他们的快乐无时无刻不感染着你。有的人经常感觉自己很孤独很痛苦,心情从来没有快乐过,他周围的人看见他便恨不得远远躲开他。因为他的负能量太过强大。没有一颗坚强的心,你就很容易受其影响。当你心存善念、待人如己,当你认为这个世界没人会伤害你的时候,你就拥有了立足社会的自信,你的内心就获得了精神的解脱,你就拥有了永恒的快乐。对于善良的人,快乐其实很简单。电影电视作品中的傻根许三多,哪个不是因为不设防的善良而快乐的人呢?

相信有人听说过"南风"法则,就是通常所说的"善待"法则,这个法则来源于法国作家拉·封丹写过的一则寓言:北风和南风比威力,看谁能把行人身上的大衣脱掉。北风首先来一个冷风凛冽寒冷刺骨,结果行人为了抵御北风的侵袭,便把大衣裹得紧紧的。南风则徐徐吹动,顿时风和日丽,行人因为觉得春暖上身,始而解开纽扣,继而脱掉大衣,南风获得了胜利。

宽容,让你心胸坦荡。在社会交往中,人人都会吃亏、被误解和受委屈,这些都是不可避免的。面对这些,最明智的选择是用自己博大的胸襟来化解这些矛盾。胸襟宽阔是一种良好的品质,不仅包含着理解和原谅,更显示着气度、坚强和力量。当我们在原谅别人的同时,也在为自己营造良好的生存和有利的发展氛围。原谅能使敌对的、消极的、紧张的、不利的因素转化为友善的、积极的、和谐的、有利的因素,让我们的天地更加广阔,道路更加平坦,前景更加美好。

生活中,有许多的美好,但都被我们忽略了。我们经常不把别人的赞美放在心上,却为一两句不中听的话生好几天的气,因此就收集了大量的不快。获得幸福感最重要的因素就是"给",从服务他人身上得到自我价值。美国总统杰斐逊说,当一根蜡烛点燃另外一根蜡烛时,它自己没有损失,但是房间却更亮了。"给"才是幸福感最重要的因素。当你替别人着想、帮助别人时,别人快乐,你自己也幸福。研究发现,工作能力被老板肯定,被同事拥护爱戴,吃到可口的食物等都会给人带来快乐,这些积累起来的快乐能量会大于很久爆发一次的快乐能量。哈佛大学的研究发现,不必每天都有值得庆祝的大事,很多快乐的小事积累起来的能量超过一件快乐的大事。

百善孝为先，子女对父母尽孝道，不仅是一种反哺和感恩，也会给自己带来正能量。人世间的事情，什么都可以等待，就是孝顺父母不能等待。但是孝顺也要讲究正确的方法，这样才能讨得父母的欢心，让自己内心充盈。在家庭和谐方面，我们经常说家和万事兴。家是否"和"，就是看一个家的融洽程度，而其中起主要作用的就是孝的应用。试想如果儿女孝敬父母，那么儿女的儿女也会是一个孝顺的人。他们构成的团体，必然是相互尊敬的，一切纷争都能被调和，家庭成员之间的关系都将非常融洽。

许多人一辈子也不会明白，孝敬父母是不必等到经济宽裕以后的，父母只希望能看到你的笑脸，知道你健健康康的，有空多陪陪他们，他们就知足了。真正的孝顺是懂得父母的意愿、尊重他们的意愿，帮助他们完成意愿，有时需要帮助他们修正意愿。当然，孝之为孝，一定要有情感投入，自然流露的感情方为真情。

老子云："老吾老以及人之老，幼吾幼以及人之幼。"要孝敬己家的老人，也要同样地对待别人的老人；爱自己的小孩，也要同样的爱护人的孩子，无论他们是贫穷、富有、邪恶还是友善。

本级主要论述"以知治情"的"洗心"顺志调理方法。知指知识、知觉、认识。知可以引导行动、行为、情绪、情感，提高我们的认知，从而可以洗涤我们的心灵，增进情绪、情感、情志的健康。

三、养心

我们是生活中的人、社会中的人，多数人在多数情况下，不可能专门辟出一块时间和地方供我们修身养性，即使是现在的寺庙、道观、教堂，也增加了不少世俗的干扰。所以能在尘世中顺志调理的方法，才应该算是最实用的方法。

（一）法于天地

我们每一个人都生活在自然界当中、社会当中、家庭当中、自我当中，自然、社会、家庭、自我躯体和精神有其固有的规律，顺之则昌，逆之则亡。

《素问·上古天真论第一篇》："乃问于天师曰：余闻上古之人，春秋皆度百岁，而动作不衰；今时之人，年半百而动作皆衰者。时世异耶？人将失之耶？

岐伯对曰：上古之人，其知道者，法于阴阳，和于术数，食饮有节，起居有常，不妄作劳，故能形与神俱，而尽终其天年，度百岁乃去。"

"夫上古圣人之教下也，皆谓之虚邪贼风，避之有时，恬惔虚无，真气从之，精神内守，病安从来。

是以志闲而少欲，心安而不惧，形劳而不倦，气从以顺，各从其欲，皆得所愿。故美其食，任其服，乐其俗，高下不相慕，其民故曰朴。

是以嗜欲不能劳其目，淫邪不能惑其心，愚智贤不肖，不惧于物，故合于道。所以能年皆度百岁而动作不衰者，以其德全不危也。"

"黄帝曰：余闻上古有真人者，提挈天地，把握阴阳，呼吸精气，独立守神，肌肉若一，故能寿敝天地，无有终时，此其道生。

中古之时，有至人者，淳德全道，和于阴阳，调于四时，去世离俗，积精全神，游行天地之间，视听八达之外，此盖益其寿命而强者也，亦归于真人。

其次有圣人者，处天地之和，从八风之理，适嗜欲于世俗之间，无恚嗔之心，行不欲离于世，被服章，举不欲观于俗，外不劳形于事，内无思想之患，以恬愉为务，以自得为功，形体不敝，精神不散，亦可以百数。

其次有贤人者，法则天地，象似日月，辨列星辰，逆从阴阳，分别四时，将从上古合同于道，亦可使益寿而有极时。"

天道规律是最高的规则，寒暑往来，日月星辰，风雨雷电，都会影响于人，也是人类不可改造只可适应的，我们在起居生活上就应该效法自然，寒则静养、暑则动养、休作相间、喜怒皆自然，此即"法于阴阳"。社会规律从属于自然规律，社会在"改造"自然当中兴衰更替；家庭规律从属于社会规律，家庭是社会的基本单元，无外乎长幼尊卑、亲疏离合；人是自然和社会结合的产物，人和人组成了家庭，改造着社会，游行于天地之间。天道有常，《易》使其彰，逆作术数，提挈天地。完全掌握了自然和社会规律的人，能提前预知事物的走向，而且能自然而然地做好准备，没有任何刻意，一呼一吸、一意一行皆把握阴阳，几乎没有任何可以消耗他精神的事物，所以这些人的寿命可以达到极限。

其实，这些规律都摆放在那里，并不是高不可攀。小到老百姓，知道天将转冷，提前晾晒过冬的被褥，而不是等到天真的冷了，才匆匆忙忙顾不得晾晒就拿出来用；大到大禹治水，顺应地理环境，疏泄洪水而治水成功；等等，只要我们在工作、生活、学习当中顺势而为，早做预防，总能抢得先机，物我合一，自然无流弊之害。真能做到如此，当是顺志调理的最高境界了。

情绪、情志的调理就在其刚有苗头和趋势时就运用这些规则，不良情绪、情志自然也就消失或根本不会产生了。有一对夫妻正在讨论下一个月的花销时，两人产生了分歧，如果继续讨论下去，肯定是吵架了，这时丈夫成功地转移了话题，化解了当时可能出现的争吵。

（二）合于己身

我们每一个人都是真实的存在，当读到此书时，已经不知道经历过多少的波折与辛酸、亢奋与迷茫，所具有的地位、阅历、认知也各不相同，因此顺志调理也不能要求每个人都采用相同的方法，而应该结合自身实际，选择一种方法，运用成熟以后，感觉有提升的空间，再选择更有帮助的方法。适合自己的顺志调理方法就是最好的方法。

一般人所谓的健康或不健康，都是单纯地从身体的观点来看，通过身体而架构出对万世万物的观念和感受。这种观点不仅隔绝了身体的宇宙中其他个体，也让我们忽略了身体、心灵及其他细微的影响。当我们跳出来，站在第三方的角度直接地体验万事万物（道家称之为"内观"；现代心理学称之为"正念"），不需通过自己或身体的观点便能体察到完整无缺的一切，这便是真正的"真相"。在顿悟当下，身体的假象会突然消失，真相既不在体内也非在体外，真正的真相原本便已经完整无缺，容纳万物。

剩下的就是需要我们改变心念，心念改变需要行动的支持,必须将体悟以行动展现,时时刻刻感知自身的责任,无论饮食、生活、念头,对身体、对环境还有与他人的关系皆然。行动代表的是最高等的道德品行,让我们纯净地生活与思考,每字每句,每个念头都充满了虔敬与慈悲,没有行动,就不算真正的了悟。唯有通过行动,片刻不忘,才能矫正或消除习惯的能量。

我们的生活中有太多缓慢消耗精力的事情。如家里的墙角堆着一小块地毯,每次看到它,我们都会想可能有人会被它绊倒。这本不是什么大不了的问题,但它分散我们的精力。这就是我们如何界定分散精力的事物——每次接触之后都会感到精力被分散了。有时和朋友相处也是如此,相互吸取和给予精力,但有些是精力的吸血鬼,他们只会吸取你的精力。对许多人来说,混乱是一种生活常态。姑且不说实际生活上造成的混乱,像白天上班、晚上带孩子之类的。更扰人的是一种情感上的、内心矛盾的混乱,比如说,一方面你想要去看电影,另一方面又很想在家休息;你既想出国旅游,开阔视野,又想省钱,为未知的生活境况做好准备;热爱工作的你想要找一份能发挥创造力的工作,但又追求纯粹稳定的生活,不要有太多变化。这些东西其实就是我们养心路上的迷障,我们深陷其中而不自知。

我们需要去除缓慢地浪费精力的东西,解脱出来以集中精力提高我们的情商:

(1)经常(每周结合自己的活动规律,但不宜过长)列出消耗你精力的事情的清单。

(2)系统地分析一下清单,并分成两部分。

1)可以有所作为的;

2）不可改变的。

（3）逐一解决 1）单中的问题。比如对我来说，把汽车钥匙挂在一个固定的钩子上，这样就不用到处找了。

（4）再看一下 2）单中的问题，我们是否有把握？有没有把其中一些移到 1）单加以解决的可能？

（5）放弃 2）单中的问题。

经过这样持续的训练，我们的生活质量、工作学习效率是不是越来越高，不良情绪是不是越来越少了呢？答案是肯定的。

我们还要培养适当的兴趣爱好。做自己喜欢的事情，心情往往是愉悦的、清静的。当我们陶醉在甜美的舞曲中时，身体不由得舞动起来，释放一切烦恼与不快，随着音乐的旋律，身心放松清静下来；当我们陶醉在书写的乐趣中时，一笔一画都是精神的寄托，内心安静祥和；当我们运动得大汗淋漓时，一切疲劳和忧愁都烟消云散，留下的是满怀的热情和对生活的热爱。经常欣赏音乐，读书吟诗，交友揽胜，种花垂钓等都是静养的好选择。因此，不管你有多忙，有多累，请拿出时间，干点儿自己喜欢的事情，让内心沉淀下来，我们会发现生活是如此美好。

开心的人往往是会解决问题的人。在生活中遇到挑战的时候，他们不会变得很消沉。他们会直面挑战，调动全身力量寻找解决办法。通过变成一个解决问题的人，我们会建立自信心，提高下决心做事情和直面挑战的能力。

当事情堆积如山，压力不断加重，想要在事业上有所成就、在工作与生活中获得平衡与快乐，我们需要的不只是冲劲，而更需要清明透彻的智慧。磨刀不误砍柴工，庖丁解牛就是找准了需要下刀的部位和方向。不要任务一来就盲目地一头扎进去，要养成气定神闲的习惯，任务来了先研究一番，梳理出任务的脉络，做到心中有数，然后就可以有条不紊地工作了，这样才会事半功倍，进而迈出成功的第一步。

人活着就是养心的过程！所有我们遇到的事物，都是大自然精心为我们设计的，别人也一样，我们遇到的既不比别人多，也不比别人少，不同的只是做事的心而已。老子在《道德经》中早就告诉我们"无为则无不为"，当医生的要掌握医生的规律，当教师的要遵循教师的规律，不只把握这个规律，还要把握规律的每个点，小学生，我们就不要教他中学才要学的知识，大学生的教育千万不要错过了职业能力的养成，如此付出了百分之百的努力之后，我们必然会心安理得。

(三)融于社会

作为社会的人，养心最重要的就有两点：学会做人和学会做事。

1. 学会做人，要建立良好的人际关系

人的很多烦恼都是因为处理不好人际关系而产生的。人是社会的人，在错综复杂的生活、工作圈中要接触各种各样的人，不可能每个人的性格、处事方式都符合我们的要求，在进行人际交往时，我们既要关注我们的目标的达成，也要主动关心对方的诉求。只有持有这样一种心态，我们和他人交往时才会更加和谐美好。

良好的人际关系应该包括个人目的的有效，人际关系的有效和自尊的有效。

个人目的的有效中，衡量一个人的某种行为在社会上是否有效,取决于这个人在某种特殊情况下所采取的行为能否实现了自己的目的,又没有损害他人的利益,同时又保持了与他人的关系。如维护了自己的权利,与此同时这些权利也的确受到别人的重视;要求别人按照自己的方式行事;拒绝别人无理的要求或谢绝别人提供自己不想要的东西,并使对方愉快地接受回绝;解决人际关系的冲突;使我们的意见或建议及想法受到别人重视。

人际关系有效可谓是有效人际关系中最基本的目标。你的行动要使得别人自愿给予你所想要的;或者当你拒绝别人的要求时,对方仍然感觉良好,你们的关系得到保持;平衡短期目的获得与长期关系有效的关系,这一点非常重要。

自尊有效包括:在任何的人际关系中,人们的确感受到自己的行为符合道德规范;所进行的任何人际关系行为使人们感到自己有竞争力和掌控能力。

2. 学会做事,正确看待工作中的人和事

我们都希望能有一个自己喜欢的、待遇又好的工作,但有时由于环境和生活所迫,总会事与愿违。但不要因此而讨厌我们的工作,因为造成这种状态的不是工作,而是我们自己,所以要想方设法地从工作中寻找乐趣,当我们用一种快乐的心态面对工作时,往往会得到意想不到的收获。

其实,任何一种工作都会给我们带来不同的经验和快乐。我们对工作的热情越高、决心越大,我们的工作效率就越高。当我们全力投入饱满的激情去工作时,工作就会是一件快乐和有成就感的事情,那些我们曾经觉得乏味和单调的感觉更是跑到九霄云外去了。

不管什么工作,都值得我们把它做好,不要因为别人的判断影响我们的积极性,我们自己才是当事人。要把工作看成一种爱好,善于发现工作中的种种乐趣。只有在小事上不马虎草率的人,才有完成大事的可能。因此,我们要赋予工作意义,把和同事共处看成是一种缘分,把与客户、合作伙伴的见面当成广交朋友的优势,这样我们就会在工作中获得快乐。

每个人都喜欢听赞扬而讨厌责骂,但在职场中,我们要有接受别人"无缘无故"地训斥自己的心理准备。

其实,日常工作生活中,谁没有被上层领导责骂的时候呢?假如我们只局限于自己的立场想事情,就会觉得领导凭什么老揪着一件事情不放,是不是对自己有意见?假如有这种想法,不仅无益于纠正错误,还会形成抵触情绪,也会在与领导的工作中产生隔阂。因此,可以换个角度真正地站在领导的立场想一想:假如我是上司,我会以什么样的姿态对待他们呢?可以失去原则、任其自然、姑息迁就吗?很明显,这根本不可能!如此一想,我们内心的不平衡就会很快平复了。

当然,因为每个上司的工作方法、修养水平、情感特征都不一样,如此,在面对相同的问题时他们的反应就会不一样。不过,作为下属,我们无法左右上司的态度与做法。因此,我们要看到领导的最终目的是为了工作、为了大局、为了避免不良影响或者避免造成更大的损失,就算态度强硬一点儿、话语过激一点儿、方式欠妥一些,我们也要尽量理解上司的难处。对待他人的批评,我们要学会从中索取对我们有利的信息。不一定所有的批评我们都得接受,对于那些带有成见、无关紧要的或者恶意的批评,我们可以直接忽略,就当没有听到过;但是,如果是善意的、有价值的批评,就应该平心静气地接受,尽管领导的语气不好,也要认真听,还要表示感谢,同时,可以按照领导的意见方向与领导一起找出解决问题的办法,让领导看到我们改正缺点的决心和实际行动,只有这样,我们才能有所提高和进步。

一个人生活在这个世界上,要把自己的全部能力开发出来并加以利用,为社会做出贡献,为他人、为后人做一些有价值的事情。如果我们的目光专注于大事上,自己的一时得失就算不得什么了,心灵也就会从狭隘的个人世界里释放出来。我们必须明白一个事实,即在这个世界上,没有谁会因为心情不好而获得很高的提升。所有的工作单位都想要一个理想的人才,这些人才除了要具备必备的素质外,尤其需要具备踏实、耐得住寂寞和吃苦耐劳的精神。人才与普通人的不同之处就在于人才在任何工作场所都能发挥自己的长处。

也许,开动我们的情绪,引领这个时代的发展,更能体现我们的人生境界。既然我们的情绪容易受到外界各种刺激的影响,我们也可以利用这种规律来推介我们的思想、服务,包括和上司、同事打交道。例如,乔布斯的苹果公司设计可以诱发"我真的很想买这个"的情绪,注定了苹果公司已经占领了未来。缅因州的莫泽家居公司推出"灵魂"这款产品时,他说:"我们卖的并不是家具,我们的物品贵在可以吸引他人的眼球,改善别人的生活。他们不只是买个做工漂亮、设计良好或让邻居羡慕的东西。这些当然都是动机,但是我们的产品有着他们难以控制的感情和一些情绪的感受。"如果我们了解到顾客的爱好并帮助他们找到对其有用的东西,然后据以采取行动,建立不只是依赖提供商品和劳务的良好关系,这样我们便可以获得很多东西并达成共识。当他人给我们或我们的产品、服务提出意见时,我们实际上获得了不断学习的良机,如果我们有幸能让提出意见者参与到我们解决问题的过程中,我们就可以借机创造情绪上更高的自由空间。

这不正是"处天地之和,从八风之理,适嗜欲于世俗之间,无恚嗔之心,行不欲离于世,被服章,举不欲观于俗,外不劳形于事,内无思想之患,以恬愉为务,以自得为功,形体不敝,精神不散,亦可以百数"么!

学会养心,使我们更能本然顺志调理。

结　语

在众多的养生方法之中,古人认为精、气、神三者的保养是最重要的内容,为人体养生之根本。中医养生保健通过养生中的养气,使人生机勃勃,起到祛病健身之效;通过养生中的养精,使人精力充沛,身体素质得以增强;通过养生中的养神,使人的智力得以开发,工作效率得以提高。

总而言之,中国养生学从来都视养(心)神为首务,正所谓"太上养神,其次养形"。鉴于中医学关于心神能统率五脏六腑、五官七窍、四肢百骸而为一身之主宰的生理观,所以古代养生家大多认为调理心神,不但能使心强脑健,有益于精神卫生,更为重要的是,通过顺志调理还可调养整个形体。

第三章　传统功法调理
（顺势调理）

中医认为不同的运动乃至坐卧姿势对人的生理状态皆有影响，这也是"传统功法"增强体质，调理人体机能的内在机制。"顺势调理"即是运用中国历代形成的传统功法的练习方法，按照中医的养生法则，达到调阴阳、和气血、保精神的目的。

由于功法众多庞杂，不能一一介绍，本章仅介绍最富代表性的"少林（站势）武八段锦"和"陈氏太极拳十五式"。

第一节　传统功法概论

中国传统文化博大精深，在这片肥沃的文化土壤中蕴含了多种单个的文化形式。其中，中国医药学、道家、儒家、传统武术都是中国传统文化的分支，包括佛教传至中国以后也深受其影响。本篇所阐述的传统功法就是指在中国传统文化影响下，以中医理论为指导，所形成的具有养生、防身功效的运动方法。传统功法丰富多彩，目前主要有五禽戏、八段锦、易筋经、六字诀、太极拳等。因为传统功法种类繁多，内容丰富，新中国成立以后多采用"气功"一词来代表所有具有养生功效的传统功法。

一、气功的发展简史

(一)气功的起源

初步研究表明,气功起源于原始人类的自我保健方法。气功古称"吐纳""导引""按跷""行气"等,即源于这种本能的自我保健活动。"吐纳"实际上是调整呼吸的锻炼;"导引"是把躯体运动与呼吸自然地融合为一体的肢体运动;"按跷"是按摩和拍打肢体的运动;"行气"是以意念配合呼吸,想象"气"沿周身经络运行。

(二)先秦时期的气功

通过夏、商、西周,到了春秋战国时期,随着社会生产力的提高,社会经济剧烈变化,文化也受到很大的推动促进,因而出现了"诸子蜂起,百家争鸣"的学术高潮。气功在当时也得到相应的发展。

《素问·上古天真论》中记载的"恬淡虚无,真气从之,精神内守,病安从来"和"呼吸精气,独立守神,肌肉若一"等都是古代气功修炼的内容,"呼吸精气"相当于吐纳调息;"独立守神"相当于意守调心;"肌肉若一"相当于身体姿势动作协调统一。由此可见,后世气功修炼三调合一的理论雏形。

此外,《黄帝内经》中以气即精气为总纲,根据其分布部位、作用的不同,命名了80余种气,广泛深入地论述了这些气在人体中的重要作用。此关于气的学说,不但是中医基础理论的重要组成部分,也是研究古典气功理论的主导思想之一。

(三)两汉时期的气功

气功到汉代有了进一步的发展,功法上更具体,理论也较前丰富。以张仲景、华佗为代表的汉代医家,拓宽了气功临床应用的范围。张氏认为,气功具有行气血、利九窍的作用,他在《金匮要略》中指出:"病邪……适中经络,未流传脏腑,即医治之,四肢才觉重滞,即导引吐纳,……勿令九窍闭塞。"华佗则根据《吕氏春秋》"流水不腐,户枢不蠹"的思想和《淮南子》上提到的若干动物动作,结合自己的临床经验,创编了一套动功,名为五禽戏,"一曰虎、二曰鹿、三曰熊、四曰猿、五曰鸟"。功能"除疾,兼利蹄足,以当导引。体有不快,起作一禽之戏,怡而出汗,因以着粉,身体轻便而欲食"。可惜这套被誉为套路功先驱的五禽戏,未能保存下来。现在的五禽戏均为后人所重新整理编创,派别众多。

在长沙马王堆三号汉墓出土的随葬品中,有几件相当珍贵的文物,如《导引图》《却谷食气篇》《养生方》等,反映出当时医家对气功发展的贡献。《导引图》是一张彩色帛画,绘有男女多种练功姿势。画面上的 44 个练功姿势分 4 行排列,但能辨认者仅 28 个。整幅画原无名称,也无作者,现用之名为出土后依其内容而定。《却谷食气篇》是以描述"食气"(即呼吸锻炼)为主的练功方法专著,也是历史上首部专论"却谷"的著作。全书仅 26 行,刻在竹简上,对却谷食气的方法及适应证有明确的论述。《养生方》专论养生,尤其是气功养生的原则与方法。该书《十问篇》描述的"治气"(即炼气)方法是"息必深而久,新气易守,宿气易老,新气为寿。故善治气者,使宿气夜散,新气朝聚,以彻九窍,而实六腑。"论述了呼吸锻炼吐故纳新的作用。同篇论述的治气四时注意事项,与《却谷食气篇》中的内容互为补充,"食气有禁:春避浊阳,夏避汤风,秋避霜雾,冬避凌阴"。

(四)魏晋南北朝时期的气功

魏晋南北朝时期,战事频繁,社会动荡,经济发展受阻。但由于道、佛两教盛行,导引养生也在士大夫中流行,养生思想与气功学术仍有较大的进步。

在晋代,气功学术进一步发展,出现了几部有影响的气功专著。《黄庭经》一般认为传自魏华存。全书分《外景经》《内景经》两部。《黄庭经》以人体黄庭部位及脏腑皆有主神之说为本,结合中医脏腑理论,用七言韵文形式阐述气功修炼的理论根据,以及长生久视之诀。所谓黄庭乃人体之部位,黄为中央之色,庭为四方之中,表示中空之意。所谓黄庭三宫,即上宫脑中、中宫心中、下宫脾中。与后世的三丹田位置相契合。著名书法家王羲之曾用楷书写过《外景经》,并以此与山阴道士换得一群鹅。"鹅掌戏"即为王氏以鹅掌划水动作作为原形创编的一套动功。

《抱朴子》为晋代医学家、道教理论家、炼丹家葛洪所著。葛氏认为,导引的作用,是"疗未患之疾,通不和之气",可以延年续命。在气功修炼方法上,他有三方面建树:一是倡导胎息法,强调"虽云行气,而行气有数法焉……其大要者,胎息而已"。二是发展了《太平经》的守一法,首次提出了意守三丹田的理论与方法,并明确指出了三丹田的部位。如《抱朴子内篇·地真篇》曰:"子欲长生,守一当明。……或在脐下二寸四分下丹田中,或在心下绛宫金阙中丹田也,或在人两眉间,……三寸为上丹田也。"三是收集了较多行之有效的动功功法,并发展了仿生动功。但《抱朴子》论述养生长寿时,强调以服食金丹为主,辅以导引行气,且在描述炼丹方法时多有迷信色彩。

"气功"一词首见于晋代许逊所著的《净明宗教录》。此外,他的《灵剑子》明确提出"内丹"一词,曰:"凡服气调咽用内气,号曰内丹。心中意气,存之绵绵。"而他的《灵剑子导引子午记》记载:"调息,心无外缘,以神驭气,闭神庐以定火候,开生门而复婴儿,圣胎内结,握固凝然。"这比《周易参同契》的描述更为明白易行。

南北朝时的著名气功家当属陶弘景,他是道教理论家兼医家,他的气功养生思想集中反映在其专著《养性延命录》中。陶氏主张,气功锻炼应动静结合,以静为主。故该书先列以静功为主的《服气疗病篇》,后列动功部分《导引按摩篇》。在静功方面,陶弘景介绍了闭气法、吐气法、引气攻病法等,并开创了六字诀法,即"纳气有一,吐气有六。纳气一者,谓吸也;吐气有六者,谓吹、呼、唏、呵、嘘、呬,皆出气也"。在动功方面,内容更为丰富。华佗创编的五禽戏即始见于该书的《导引按摩篇》。这套功法难度高,运动量大,习练时要求"任力为之,以汗出为度",与后世流行者相差甚大。还有现代流行的保健功,如浴面、栉发、耳功、目功、鼻功等,以及内视脏腑法、存思日月法等等,书中都有记载。

(五)隋唐五代时期的气功

隋唐时包括导引在内的按摩疗法颇受重视,在太医署内设有按摩科。综合《新唐书》《唐六典》等有关著作的记载,当时的按摩科可能包括现在的推拿、气功、骨科3个科,是一个综合性的临床科室。隋唐时期的三大古典医著《诸病源候论》《备急千金要方》《外台秘要》都是与气功关系密切的中医文献。

孙思邈是一位伟大的医药学家和出色的道教学者，也是一位造诣极高的气功学家。其所著《备急千金要方》总结了汉至唐的医学成就，凡诊治诀、针灸之法、导引、按摩、养生之术无不周悉。孙氏认为修身养性首在养性，注重道德修养。他在《千金要方·大医精诚第二》中说："凡大医治病，必当安神定志，无欲无求，光发大慈恻隐之心，誓愿普救含灵之苦。"练功先修德，孙氏堪称典范。在气功功法上，孙氏除录引《诸病源候论》外，还主要记载了以"调气""闭气法"为主的静功及以"调心"为主的"禅观"法静功。动功则有"天竺按摩法""老子按摩法"等，并将较高的"胎息"境界修持称为"和神导气之道"，且作了详细说明。

（六）两宋金元时期的气功

这一时期整个中医学发展迅速，学术气氛活跃，理论上有突破，临床上有成果。宋金元著名医家对气功做出了积极的贡献，气功专著及佛经、道藏类书日见增多，使一大批气功资料得以保存。内丹术在原有的基础上进一步发展，形成流派，并开始融合于医家气功之中。

金元四大家的学术观点各有特色，但在气功问题上，则一致认为其在临床上有应用价值。主寒凉派的刘完素（河间），对六字诀的应用有深刻体会。他在《素问玄机原病式》中写道："仙经以息为六字之气，应于三阴三阳，脏腑之六气。实则行其本化之字泻之；衰则行其胜己之字泻之，是为杀其鬼贼也。所谓六字之气者……吹去肾寒则生热，呵去心热则生寒。"攻下派代表张从正（子和）在他的代表著作《儒门事亲》卷二中把导引列为汗法之一，他认为:"……导引,按摩,凡解表者,皆汗法也。"且选五禽戏为主要功法。补土派代表李杲(东垣),治病注重调理脾胃,用药多为参、术之类,但同时他也主张在服药的同时,应配合静坐以养气,他的《兰室秘藏》认为"当病之时,宜安心静坐,以养其气",然后再予药物治疗。他还对五脏病变的练功方法与时间作了论述。滋阴派代表朱震亨(丹溪),倡"阳常有余,阴常不足"之说,治病注重养阴之法。但对杂病的治疗,朱氏则提倡气功疗法。他还在《丹溪心法》提出"气滞痿厥寒热者,治以导引"。

这一时期,还发展、出现了一些颇有价值的气功功法,如六字诀和八段锦。六字诀的应用在宋金元时期都有发展,除刘完素提出的应用原则外,还出现了以歌诀形式的操作应用法。如元代的《修真十书·杂著捷径》卷十九中的"去病延寿六字法"等。宋代出现并在民间广泛流行的八段锦深受群众喜爱。八段锦在流行过程中,又分为南北两派。北派动作繁而难练,以刚为主,又称"武八段",流传不广。南派动作难度不大,以柔为主,又称"文八段"。文八段又分坐式、立式两种。现在称的八段锦,多指"立式文八段锦"。

(七)明清时期的气功

明清时期是气功兴旺发展的时期,气功更为广泛地为医家所掌握,气功著作大量出版,气功功法流行广泛;内丹术更趋完善,功法基本定型。

明清医家对古代气功的发展做出了重要的贡献。无论在理论上,还是在临床上,他们都有精辟的见解,医学著作中的气功资料较前更为丰富。

明代杰出的医学家李时珍,积极倡导气功锻炼,他结

119

合自己的锻炼体会,对气功与经络的关系问题发表了许多宝贵的见解。其内容除集中反映在《奇经八脉考》之外,也散见于《本草纲目》中。李时珍非常重视奇经八脉在人体中的作用,更强调任督两脉,认为"任督两脉,人身之子午也。乃丹家阳火、阴符升降之道,坎水、离火交媾之乡"。对阴跷脉的作用,他也有独到的见解。关于"内景隧道,惟返观者能照察之"的名言,或是他练功实践的切身体会。此观点对经络的形成开辟了从气功修炼探索的途径,对气功与针灸、气功与中医关系的研究有重大影响。

明清时期,还出现了不少以功法为主要内容的著作。明初冷谦的《修龄要旨》收有多种功法,如"延年六字诀""八段锦"等。《保生心鉴》,铁蜂居士所撰,为一部功法专著,主要内容有"二十四气导引图"。周履靖的《赤凤髓》介绍了"华山睡功十二图""古仙导引图"等,并附有较多插图。徐文弼在《寿世传真》中,将众多的外功分为分行式、合行式两大类。明清盛行的太极拳、形意拳、八卦掌、易筋经等,都是古代气功功法。清末尊我斋主人所集的《少林拳术秘诀》一书,全面论述了武术气功,认为中华武术的特色就在于阴阳理论和内练功夫,并提出"气功"一词。

二、传统功法的分类

中国气功受道家、儒家、佛家和医家的影响,在其形成和发展的过程中,吸取了道家、佛家、儒家和医家的一些理论及健身祛病的技术,逐步形成中国气功博大精深的理论体系和丰富多彩的养生技术。

　　以中国气功流派划分,可分为道家功、儒家功、佛家功、医家功和武术五大派别。

　　以练功的动静划分,可分为静功、动功。

　　以练功的姿势分,有卧功、坐功、站功与活步功。

　　以练功的手段分,侧重意念锻炼的意守功;侧重呼吸锻炼的呼吸功;侧重姿势锻炼的调身功。

第二节　中国传统功法的特点

　　第一,经络、穴位、气血学说是中国气功的理论基础。中医学包括丰富的内容,气功是中医学宝库中的一颗瑰丽的明珠。经络、穴位、气血学说,是中医学的理论,是中国气功的理论基础。气功健身祛病的道理在于穴位受到良性刺激,气血在经络中运行通畅。

　　第二,中国气功体现了天人合一,人和自然合一、形神合一的整体观。中国气功强调天人合一,人和自然界有着密不可分的联系,人的机体受到气候、环境等因素的影响。中国气功重视人与自然界的动态适应,强调人与社会的统一。社会环境对人的健康和疾病有着密切的关系,中国气功修练强调人要适应社会,强调形神统一。气功是一种中国特色的自我身心锻炼方法,它既可以提高人体的生理功能,又能提高人体的心理功能。气功提高人体生理功能与心理功能是同时进行的,二者相互联系、相互制约。

　　第三,中国气功具有预防和治疗相统一的特点。修练气功有病祛病,无病健身。练功祛病与练功健身是统一的,二者不可分离。

第四,中国气功能够调整人内在的生理与心理功能。中国气功能够调整人体的生理功能与心理功能;能够充分调动人体生理的积极性与心理的能动性;能够充分发挥人的生理潜力与人的心理潜力。

第五,中国气功对人体身心具有整体性和双向性的调节特点。中国气功不仅对人体生理功能具有多层次的调整作用,而且对人的心理功能也有多层次的调节作用。它既可对人体的神经系统进行调节,也可对人体的呼吸系统、消化系统进行调节。

第三节　传统功法的调理举例

少林(站势)武八段锦

一、预备式

(一)动作分解

动作 1:两脚并步站立,两臂自然垂于体侧,身体中正,目视前方。

动作 2:随着松腰沉髋,身体重心移至右腿,左脚向左侧开步,脚尖朝前,约与肩同宽,目视前方。

动作 3:两臂内旋,两掌分别向两侧摆起,约与髋同高,掌心向后,目视前方。

动作 4:上动不停,两膝微屈,同时两臂外旋,向前合抱于腹前呈圆弧形,与脐同高,掌心向内,两掌指距约 10 厘米,目视前方。时间上可以循序渐进,时间以站到 30 分钟左右为宜。

（二）动作要领

基本动作姿势要求：

1. 头颈部调整

头顶如被绳吊，意识当中好像下肢悬空，身体仅仅被一线悬于百会穴，但顶心在意念中似向内收缩。下颌微收，如同夹住一个鹅蛋，用力适度。颈部微上耸，锁骨向两侧铺放下降，颈锁相互对称，形成上体头、颈和两臂的整体协调。脖子微微梗起，感觉后脖子贴在衣领上，头颈不可过分用力，用力过度就失之于"僵"了。整体上的感觉就好像是站在墙这边伸长脖子探着腰看墙那边，与尾椎的沉坠之势自然形成了对争。头部随顶拔之势撂在项骨上，这时后脑部的皮毛肌腱会随之发紧，用手触摸颈后的凹沟会由肌腱运动而鼓平，两目睁开向前平视、半开半闭或闭目均可，但两眼睁开时要神光内敛，不可注意任何目标，须有视而不见之意，谓之神不外驰。散线视觉内敛于鼻尖，至口至心，这就是所谓的眼观鼻、鼻观口、口观心，牙齿如咬一根牛筋但不能咬断，舌微上卷，其中尤其要注意的是：舌要抵住上齿龈部位，不能太用力，在这种状态下口腔内的唾液会增多，将其慢慢下咽，并随其势向丹田处布气。面容讲究呆若木鸡，不要像有些书本所讲的面带微笑，因为这样会带动面部肌肉收缩，从而不能有效放松。平锁的要领甚为关键，因为习武者大多知道练功时必须使双肩窝和胸口窝处放松，但无此要求就根本不能真正放松，大家可以做个试验：举臂或踢腿，再用手触摸锁骨处，常人的锁骨和其周围的肌腱都会随动作而上起，只要锁骨上浮，就会出现耸肩和胸部发紧、气向上浮的现象。如果有意识地保持其向两侧下降和铺放做动作就不会僵肩浮气了。平锁同正颈同时正确,才能形成上体和双臂的对称协调。此点尤为重要,实为少林功法秘传。

2. 肩胛调整

练功之人常讲松肩是练功的至要诀窍,其实此说不确切,因为上肢的根节不是肩部而是肩胛骨,只有肩胛骨下降放宽才能真正做到肩放松,才能连通上肢,通过训练获得发力时与整体涨缩一致,同时有利于脊柱控制上肢的运动。肩胛骨向两侧横拉包裹的同时胸部须向下松沉,这不同于传统拳术中的含胸的模糊概念,这一要求包括胸廓正形和剑突定位两个主要法则。胸廓正形指将圆形胸廓向后靠并使之定形,通过锻炼形成阴面凹圆、阳面凸圆的形状。剑突定位是指剑突略向后下并保持定位。这一要领的目的不仅是保持胸窝的松软,更重要的约束胸廓的单项运动,加强心脏弹力,均衡心脏的位置,保证在运动条件下五脏位置合适,以符合心为君主之官的要求。

3. 脊柱调整

脊柱为人体最重要的运动中枢,矫正脊柱就是矫正脊柱后天形成的三个生理弯曲,使之成为大椎上拔、尾闾下沉、背部后靠、上下对称拉拔的后绷形态,从而带动四肢和腰背部的肌肉连通放长,并在运动中以脊柱带动身体各种整体一致的运动。脊椎形成对争,坐臀提身,领颈拔背,节节拉长,通脊贯顶。感觉如同"隔墙视彼物,牛拉重车行",伸长脖子拉长腰。首先应找出沉坠之力,即尾椎沉坠,沉坠之力一失,往往发力时上体与下盘脱节、断劲,上下难以贯通,易被对方拔根。尾椎沉坠,具体的感觉是在下盘对争的基础上,身体微微压下,又被稍稍顶起,既有沉坠之势又不失弹性。另外一个重要之处就是命门顶起,正常人的腰椎有一个向内的生理曲线,用手一摸便知,站桩状态中,就要将这个生理曲线拉直、填平。具体方法就是在尾椎内扣下坐的同时,命门穴有意识向后顶起,可以这么体验一下:整个后背贴在墙上,然后将后腰凹陷处也向后顶起,贴在墙上的感觉。这里要注意一点,就是命门顶起能够将后腰弯曲处自然填平即可,不要刻意、过分地向后顶,否则会造成驼背、折腹,这就是错误的桩态。在做到尾椎内扣下坐,命门顶起,小腹下掖,头颈上领这些要领后,整个身体的对争状态就形成了,整条脊椎连同两侧的大筋被上下拉伸,如同一条被拉起的弹簧,充满弹性,在这种情况下,人身最为重要的浑圆弓劲形成。

4. 上肢调整

上肢双臂环抱,如同抱一棵大树,其形式要求肩部完全打开,向前硬抱,双臂内侧以至胸腹,是被撑圆了而不是有棱有角的。腋下外侧形成一条绷紧的大筋。卷肱要求肱骨头向内下方卷压,肘尖部则反向外翻滚,注意外翻之力与内裹之力必须同等。卷肱对肩部的要求就必须同时做到松、垂、撕、撑、翻、卷、压等要领,而另一关节处肘部必须像拧毛巾一样对应反向运动。意念两手臂环抱一气球,抱紧球破,抱松球飞,同时球似涂抹一层肥皂沫,随时会滑落于地。食指一定要极力挑起,虎口张圆,这是个关键。只有食指挑起,腋下大筋直通指端,劲力才能贯通梢节,其余几指微微弯曲略有抓扣之意即可。两手前伸成环抱状,指尖相对,掌心向后,手指分开自然微屈,两手距离七八寸,高度在眉下肩上,意如抱球,但同时又向外撑,十指弯曲每节都要向外顶力,指尖伸力以加大腕部张力。

5. 下肢调整

腰部是调身的关键,少林名家以"腰有束带"一言概之,实为经典。中盘松韧适度,连接下盘,同时臀部微敛,大腿内裹之力将胯部关节打开称为拧裆翻胯。小腹向胯内沉插,这样人体的上下部的连接处就会形成插式的对接状,而小腹的边缘和胯部又是人体的总重心,两部插接要比平口对接的形态稳固得多。小腿随大腿内裹之力外翻,膝部需前顶亦要悬提,这里要注意双腿的弯曲并不是所谓略蹲,而是臀尖和脚跟定位后用膝部的顶提之力将双腿拉弯的。前脚微微用力往后蹬,后脚同样稍用力往前蹬,两股力方向相反,相互顶住,感觉像要把脚下大地从中间撕开,前膝微前顶略有上提之意,后胯后争,形成膝胯互争之意,后膝略有下跪之意,后大腿稍向内裹,注意前后对争并非两腿各自独立的前蹬后踩,而要将这两股劲以胯、裆为枢纽汇集,使两腿形成内在的贯通,此时必然形成裆胯圆张,敛阴吊裆的状态,感觉如同一个有弹性的气球将裆胯撑圆一样。那么,下盘的整体状态好比一张弓,弓的两端落在地上,两个脚就好似弓的两端,两腿就如同弓身,处处保持崩劲撑起,形成一个无棱角的内在贯通的整体状态。双足十趾不要死抓地面,意想双脚下有蚁虫,踩紧则死,踩松则跑。足掌和足跟着地,足心向上吸,意如双足吸着地面,自腰以下,意如埋在土里。按照以上要领的同时到位,周身阳面的肌腱都会感到发紧绷涨,如同一张张开的网,此状态传统拳种只有朦胧的局部认识和理论。如一身备五弓和伸筋拔骨等所谓秘传。其实双脚后根大筋和脖项的连接使人体成为一张大弓外,每一处部位和另一处部位又相互牵引形成许许多多的小弓。依照上述要领桩能使整体肌肉连结为一个整体并使之整体放长,同时能消除肌肉的天然紧张,增加肌肉原来的长度使之均匀,并能自如地进行整体的松紧交替运动。

按照此功法练习从起桩至 15 分钟才能使周身进入桩态,就可以圆满收功,休息一会再练。这样循序渐进直到一次达到 30 分钟而纹丝不动,方为功成。

(三)易犯错误

两臂侧起时容易犯耸肩的毛病,抱球时架肘,大拇指上跷,其余四指斜向地面,塌腰、跪腿、八字脚。

(四)纠正方法

两臂侧起时沉肩、坠肘,抱球时松腕舒指,指尖相对,拇指放平。

(五)功能与作用

宁静心神,调整呼吸,内安五脏,端正身形,从精神与肢体上做好练功前的准备,进入练功态。

这个预备势在太极拳练习中被称为"混圆桩",在健身气功中被称为"三圆势""抱球势"。练好八段锦预备势,一般要经历三个阶段,即端正身形、放松入静、静养元气。

预备势在整套功法的段落间和动作的分节处反复出现,起着重要的衔接作用。可将预备势作为基本桩功来练,练好该势可直接提高八段锦的演练水平和锻炼效果。

二、两手托天理三焦

(一)练功口诀

吸气上提小腹前,呼气翻掌上托天,
闭气停顿稍片刻,两臂下落沉肩肘,
吸气回返膻中前,呼气手落意丹田,
式随气走要缓慢,一呼一吸一周旋。

【原传图谱】

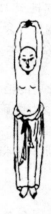

图 3 - 3 - 1　立八段锦两手托天理三焦

(二)动作分解

动作1:两脚后跟相并,两脚尖外开呈90°。阴掌心向上,双手交叠在少腹前(右手在上,左手在下,两大拇指轻轻抵住),两手与肚脐形成一个三角。

动作2:吸气,伴随两手上提到胸中膻中穴。

动作3:呼气翻转掌心尽力向上托,使两臂充分伸展,不可紧张,仿佛伸懒腰状。同时缓缓抬头上观,要有擎天柱地的神态。

动作4:保持向上托的姿态,保持抻拉状态。同时闭气片刻,大概10个数左右。

动作5:吸气翻转掌心朝下,在身前正落至膻中穴,掌心向下。

动作6:呼气,掌心向下按,恢复于体侧。

(三)动作要领

(1)姿势端正,身体和精神都处于放松状态,这样人体的经络才不会受到挤压而呈现不通畅的现象,所以首先要做到姿势端正,关键点是要做到身体上的几点相对,站立时肩井穴对涌泉穴,百会穴对会阴穴。

(2)身体放松,两腿微屈,做到"八虚":两腋虚——舒肝胆气;两肘虚——舒心肺气;两胯(腹股沟)虚——舒脾胃气;两腘窝虚——舒肾气。

(3)开始做动作之前,先阴掌心向上,双手交叠在少腹前,两手与肚脐形成一个三角。将气机收在了下焦丹田,两手合抱于腹前时,不要抱得太高。对于老年人来说,如果手抱得太高,气往上冲,容易出现血压高的现象。

(4)手臂上举时,注意要用两臂贴住耳朵,因为三焦也是走耳部的。年纪大的人手臂上举时可慢一些,根据自己身体的情况调整上举的高度。

(5)双臂上举时有一个夹脊的动作,对活动背后的膏肓穴很有好处,可舒缓背部的疲劳感。

(6)两掌上举到最高点的时候,要稍微定住,屏息一会儿。屏息就可让我们的气机在五脏六腑之中鼓荡一圈,即"内按摩",用气机按摩我们的五脏六腑。两臂上举并屏息,除了按摩内脏,也锻炼了人体的膈肌。经常锻炼膈肌,可延缓衰老。人体衰老的一个明显的表现,就是越来越容易气喘。比如,稍微上一下楼梯就累得气喘吁吁的,这其实是膈肌无力的表现,不能"气沉丹田"。要想让气沉到丹田,膈肌的力量必须大,全身的气机必须足,这都需要健康而有活力的身体。

(7)托天时很关键的一点是掌根反折一定要向顶门上撑,这样才能打开手臂上的阴经,也才能抻拉整个后背背俞穴。

(8)最后,两腿微屈,两臂在体前缓缓下落,然后恢复起始状态,即阴掌心向上,双手交叠在少腹前,两手与肚脐形成一个三角,目视前方。此时,身体的重心要缓缓下降,气往下走,全身都放松下来。两掌下落时要松腰沉髋,沉肩坠肘,松腕舒指,保持上体中正。

(9)等到动作熟练,气息与动作能够比较好地配合在一起,我们可以进一步地进行神意方面的锻炼。注意吸气向上托的时候,要观想抱着一块比较沉重的东西,所以动作要慢,同时气息与神意要配合在一起;向上托时,所谓的托天,可以理解为托重物,这样子人们在练习的时候比较容易理解。等我们对神意的锻炼达到一定程度,少林八段锦真正的效果就会显现出来。

注意事项:

两掌在开始上托时很多人容易耸肩。所以两掌上托时抬头看两手中间的天空,尽量意识向极远处。下颏先向上助力,再内收配合两掌上撑,力达掌根,保持抻拉大概10个数左右;有些人练习时会两掌上托不充分,抬头不够,所以,要有意识后脑勺尽量向后背贴紧。两掌保持抻拉时,松懈断劲,所以要配合呼吸,劲力和呼吸保持一致,一气呵成,中间不能断劲。两掌下落时,肩臂容易僵硬,所以两掌下落时要先沉肩、坠肘,而后手臂自然下落,身体中正自然,松腕舒指。

(四)适用人群

练习本动作主要适用于免疫力低下、颈椎病、胸椎小关节紊乱、肩周炎、高血压、耳鸣、耳聋、偏头痛、便秘、中风后遗症、呃逆等人群。

三、左右开弓似射雕

(一)练功口诀

马步下蹲要稳健,双手交叉左胸前,

左推右拉似射箭,左手食指指朝天,

势随腰转换右式,双手交叉右胸前。

右推左拉眼观指,双手收回式还原。

【原传图谱】

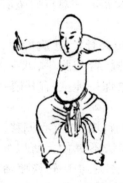

图 3 - 3 - 2　左右开弓似射雕

(二)动作分解

动作 1:两脚平行开立,与肩同宽,呈马步桩式。两手自然收于身体两侧,思想放松,松静站立。

动作 2:吸气,双手上提,交叉于胸前。

动作3：以左式为例，呼气，左手握拳，食指与拇指呈八字形撑开，左手缓缓向左平推，左臂展直，同时右臂屈肘向右拉回，右手呈如拉弓状。眼看左手食指与拇指之间。

动作4：保持拉弓的姿态，同时闭气片刻，大概10个数左右。

动作5：吸气，两手回收，交叉于胸前。

动作6：呼气，右式同左式。

动作7：吸气，两手回收，交叉于胸前。

动作8：呼气，两手下按，回落体侧。

（三）动作要领

（1）马步桩式要求两脚平行开立，与肩同宽，脚尖朝前或者脚尖稍微内扣，膝盖不要超过脚尖。

（2）上提两腕交搭时注意沉肩坠肘，掌的高度尽量不要超过肩。

（3）开弓时力由夹脊发，扩胸展肩，坐腕竖指，充分转头，五指要并拢屈紧，臂与胸平，八字掌侧撑需立腕、竖指、掌心涵空。闭气保持抻拉，有开硬弓射苍鹰之势。

注意事项：

开弓时防止端肩、塌腰、重心偏移，马步时跪腿、收腿时脚擦地、晃动，步法不灵便。所以要求开弓时立项沉肩，上体直立，充分转头，步法转换要清晰，开弓时马步的膝关节不得超过脚尖，两掌侧撑时移为横裆步。在习练过程中，根据自身情况调整马步高度，不可强求，避免动作变形，循序渐进地发展下肢力量。

（四）适用人群

练习本动作主要适用于甲状腺功能亢进或者减退、

哮喘、各种急慢性气管炎、支气管炎、急慢性扁桃体炎、乳腺增生、颈椎病、肩周炎、胸椎小关节紊乱、神经衰弱、失眠等人群。

四、调理脾胃臂单举

(一)练功口诀

吸气双掌托胸前,右上左下臂捧圆,

右掌旋臂托天去,左掌翻转至髀关,

双掌均沿胃经走,换臂托按一循环,

掌根用力肘微屈,舒胸拔脊全身展,

呼尽吸足勿用力,收式双掌回丹田。

【原传图谱】

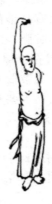

图3-3-3　调理脾胃臂单举

(二)动作分解

动作1:吸气,双手从体侧到体前上提至胸前。

动作2:(左式)呼气,随之左手自身前成竖掌向上高举,继而翻掌上撑,指尖向右,同时右掌心向下按,指尖向左,呈遥遥相对的姿态。

133

动作 3：保持上托下按的姿态，同时闭气片刻，大概 10 个数左右。

动作 4：吸气，左右手回返至胸前。

动作 5：右式与左式动作基本相同，唯方向相反。

动作 6：吸气，左右手回返至胸前。

动作 7：呼气，两手下按，同时引气血下行，全身随之放松，恢复自然站立。

（三）动作要领

本式动作初看起来与少林武八段锦第一式双手托天理三焦动作很像，其实仔细分析，两个动作是大相径庭，所以在做动作时一定要遵循本动作的要求，单臂上举和下按时，要力达掌根，舒胸展体，拔长腰脊，上面的手要有承天的意思，下面的手要有挂地的意思，上下对拉，保留足够的空间，脊柱和内部脏腑在一定程度上处于相对安全的扭曲状态。注意两臂在上撑、下按时要两掌放平，防止掌指方向不正；防止肘关节僵直，没有弯曲度，两臂对拉力度不够，上体不够舒展。要在肘关节稍屈的状态下体会两肩充分抻拉的状态。

（四）适用人群

练习本动作主要适用于胃痛、痞满、噎膈、呕吐、呃逆、腹痛、泄泻、痢疾、霍乱、低热乏力、恶心呕吐、厌油腻、粉刺、痤疮、水肿等人群。

五、五劳七伤往后瞧

（一）练功口诀

双掌上提又下按，呼气双目往后看，
呼气尽时闭气定，左侧扭完变右式，
收式提气回丹田，五劳七伤脊柱健。

【原传图谱】

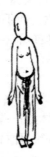

图 3 - 3 - 4　　五劳七伤往后瞧

(二)动作分解

动作 1：两脚相并，松静站立。吸气两掌上提，然后稍微下按呈撑掌式。

动作 2：呼气头颈带动脊柱缓缓向左后拧转，眼看后方。

动作 3：保持向后瞧的姿态，同时闭气片刻，大概 10 个数左右。

动作 4：吸气，头颈带动脊柱徐徐向右转，恢复前平视。

动作 5：呼气头颈带动脊柱缓缓向右后拧转，眼看后方。

动作 6：保持向后瞧的姿态，同时闭气片刻，大概 10 个数左右。

动作 7：吸气，头颈带动脊柱徐徐向左转，恢复前平视。

动作 8：呼气，两手下落，气归丹田。

(三)动作要领

两掌下按时立项竖脊，两臂充分外旋，展肩挺胸，转头不转体。

两掌按于胯旁,掌与胯大概有一拳的距离。身体保持中正,头视前方,下颚微收。两手放在胯两侧时,就像在按着浮于水面的两个球一样,球有一个浮力,手要把这个球按住。

注意事项:

两臂外旋时防止上体后仰,转头与旋臂不充分。下颏应该微收,向后转动时上体中正;转头时看斜后下方45°,旋臂时小拇指侧最大限度外旋,保持10个数的抻拉。

（四）适用人群

练习本动作主要适用于失眠、神经衰弱、头项强痛、胸椎疼痛、腰椎痛、发热恶寒、鼻塞流涕、小便不通、遗尿、癫狂、目痛、项、背、臀部及下肢循行部位痛麻等人群。

六、摇头摆尾去心火

（一）练功口诀

马步加宽成大马,双掌扶于膝上边,
头随吸气先向右,屈膝躬身看脚尖,
呼气头随腰胯转,左右摇摆刺激腰,
心肾相交去心火,气不可浮意要专。

【原传图谱】

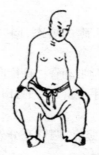

图 3-3-5　摇头摆尾去心火

(二)动作分解

动作1：大马步站立，两手搭于股骨远端，身体重心位于两腿之间，收髋敛臀，立腰竖颈，下颌微收，百会上领，目视前方。

动作2：缓缓吸气后大马步转换为偏马步，右腿弯曲，左腿微屈，身体重心移向右腿，上体右倾，眼睛由目视前方转到用余光看右脚尖。

动作3：呼气，头自右下方经体前至左下方，然后像小勺舀水似的引颈前伸，自左侧慢慢将头抬起，下肢呈斜弓步。

动作4：保持这样的姿态，同时闭气片刻，大概10个数左右。

动作5：缓缓吸气后大马步转换为偏马步，左腿弯曲，右腿微屈，身体重心移向左腿，上体左倾，眼睛由目视前方转到用余光看左脚尖。

动作6：呼气，头自左下方经体前至右下方，然后像小勺舀水似的引颈前伸，自右侧慢慢将头抬起，下肢呈斜弓步。

动作7：吸气拧腰向左，身体恢复马步桩。

动作8：缓缓深长呼气，并步收脚，同时全身放松。

(三)动作要领

(1)马步扶按时要悬项竖脊、收髋敛臀、上体中正。

(2)侧倾俯身时，颈部与尾闾对拉拔长。

(3)摇头时，颈部尽量放松，动作要柔和缓慢，摆动尾闾力求圆活连贯。

(4)向后摇头应与向前摆尾配合起来。动作的规格和要求是：步型由偏马步转换为马步，颈部后旋，尾闾前旋，颈部后旋的速度要稍慢于尾闾前旋的速度，这样才能保证转正时速度的一致。眼睛视线由右脚看到了左脚，并伴随着尾闾的转动，从左脚的外侧看到左腿外侧至左肩，伴随着颈部的放松摇转，目视头上方。

（5）摆动时要意想放松大椎，头向后摇，尾闾随之向相同方向摆动，以刺激大椎穴和督脉等，达到疏经泄热，疏泄心火的作用。此处应注意尾闾摆动，宜大不宜小。正确的做法是上体左倾，尾闾右摆，上体前俯尾闾向后划圆，使尾闾与颈部对拉拔长，加大旋转幅度。另外，摇头的动作较尾闾摆动开始得早一些，所以摇头的速度要稍慢一些，以便能够使头尾同时归正。

注意事项：

转头时，颈部肌肉尽量放松，不可主动用力，防止头部僵直，避免尾闾转动不圆活，头部转动速度要慢于尾闾转动；向后转动头部时要含胸，抬头向上看，向前转动尾闾时要收腹，向后转动时要先塌腰，再敛臀立身。在马步状态下转动尾闾有一定难度，可以将动作分解练习，先体会头部摇转，再体会尾闾转动，最后将转头和转动尾闾结合起来。

（四）适用人群

练习本动作主要适用于心悸、失眠、健忘、多梦、遗精、口舌生疮等人群。

七、背后七颠百病消

（一）练功口诀

两腿并立开足尖，足尖用力足跟悬，
脚跟抬起稍停顿，下落震地全身安，
呼吸均匀把足颠，吸起呼落一周天，

如此反复共七遍,全身气走回丹田,
全身放松做颠抖,自然呼吸态怡然。

【原传图谱】

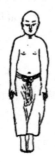

图 3 - 3 - 6　背后七颠百病消

(二)动作分解

动作 1:两脚相并,脚尖外撇各 45°,松静站立。

动作 2:吸气,两臂上提耸肩,脚跟提起。

动作 3:呼气,两臂下落,脚跟也随之下落。

动作 4:全身放松,不必过分注意呼吸。反复操作 7 次。

动作 5:全身放松颠抖,不论计数。

(三)动作要领

(1)提踵时脊柱节节拉长,脚趾抓地,脚跟尽量抬起,
两腿并拢,提肛收腹,头向上顶,略有停顿,保持平衡。百
会穴上顶,沉肩坠肘,掌握好平衡,目视前方。

(2)两脚跟下落,沉肩,放松肢体,轻震地面,同时沉
肩舒臂,周身放松,目视前方。此时要全身放松,上下牙
齿轻轻咬合,以避免身体某一部位震动过大而产生不适
感,从而通过震动全身达到强身健体的效果。

(3)最后,可以做一下整理活动,如搓手浴面和肢体
放松动作。

注意事项：

提踵时要求五趾抓地，两腿并拢，提肛收腹，肩向下沉，立项竖脊，防止百会上顶提踵时耸肩，身体重心不稳；向下颠足时先缓缓下落一半，而后轻震地面。速度不要太快，用力不要过大，过度的震动脚跟会对大脑产生不良影响，请练习者切记。

（四）适用人群

本式动作适用于心脏病、轻微脑震荡后遗症、痔疮、肾虚、遗精等人群。

八、攒拳怒目增气力

（一）练功口诀

马步下蹲握固拳，双拳束抱两肋间，
单臂前冲瞪双眼，前打后拉两臂旋，
拳引内气随腰转，吸气收回呼气放，
左右轮换眼看拳，旋腕握拳收腰间。

【原传图谱】

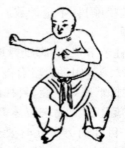

图 3 - 3 - 7　攒拳怒目增气力

（二）动作分解

动作 1：两脚开立，成马步桩，吸气，两手握拳（握固手）分置腰间，拳心朝上，两眼睁大。

动作2:呼气左拳向前方缓缓击出,成立拳或俯拳皆可。击拳时宜微微拧腰向右。

动作3:吸气,左肩随之前顺展拳变掌臂外旋握拳抓回,呈仰拳置于腰间。

动作4:呼气右拳向前方缓缓击出,成立拳或俯拳皆可。击拳时宜微微拧腰向左。

动作5:吸气,右肩随之前顺展拳变掌臂外旋握拳抓回,呈仰拳置于腰间。

动作6:上述动作,左右手各九次。

动作7:呼气,落掌,起身,收脚。

(三)动作要领

(1)本式动作的马步要求双脚分开略宽于肩,采半蹲姿态,因姿势有如骑马一般,而且如桩柱般稳固,单这个动作就可以壮肾腰,强筋补气,调节精气神,而且下盘稳固,平衡能力好,不易被人打倒,还能提升身体的反应能力。当两腿下蹲时,负载上身的重量需要很大的力量,这时就需要咽喉自然自锁(只能用鼻自然呼吸),提肛缩阴,气沉丹田。也就是要从满足腿部承受力开始,而后锁闭两头(即咽喉、肛门与阴部),使上下两处的承受力得到锻炼。如果这两处的任何一处承受力太弱,身上的任何其他部位都不会有较强的承载力。武术界常说的"不提气"或"沉不住气",在某种意义上就是指这两种现象。只有在两头沉住气的情况下,胸膜才能将胸部脏器托住,通过腹部肌肉的自然收缩,将腹腔各器官自然收紧,使整个身躯处在一个内气非常充盈的状态。马步下蹲时要立身中正,舌顶上颚,微提肛,下颚微收,涵胸实腹,松胯圆裆,膝盖不超过脚尖。马步的高低可根据自己腿部的力量灵活掌握。

（2）左右冲拳时怒目瞪眼，尽量是拳向前冲的时候，眼睛随之逐渐增大，目光向极远处。同时脚趾抓地，拧腰顺肩，力达拳面，旋腕要充分，五指用力抓握。

注意事项：

冲拳时有些练习者经常出现上体前俯、塌腰、耸肩、掀肘，旋腕幅度不够。所以要做到冲拳时上体正直，百会上领，下颏微收，肩部松沉，前臂贴肋前送，力达拳面；有些练习者会出现拳回收时抓握无力，所以要求拳回收时，先五指伸直充分旋腕，再屈指用力抓握。

（四）适用人群

本式动作适用于失眠、神经衰弱、纳差、退行性膝关节炎、腰痛、肾虚、眼睛干涩、视物不清、免疫力低下、冻疮、肩周炎、扭挫伤等人群。

九、两手攀足固肾腰

（一）练功口诀

两足横开一步宽，双手上提膻中前，
指顺腋下向后插，摩运脊背将足攀，
手势引导勿用力，松腰收腹守涌泉。

【原传图谱】

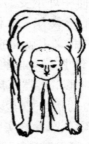

图 3－3－8　两手攀足固肾腰

(二)动作分解

动作1:两脚平行开立,与肩同宽,两手自然放于身体两侧。

动作2:吸气,双手上提膻中前。

动作3:呼气,双手穿腋分向后背,合于两肾区。

动作4:吸气,定后呼气上体缓缓前倾,两膝保持挺直,同时两掌沿尾骨、大腿后侧向下按摩至脚跟,双手攀住脚趾。

动作5:吸气,上体展直,同时两手沿两大腿内侧按摩至脐两旁。

上述动作循环反复练习。糖尿病兼肾虚患者可加练该动作100~500次。

(三)动作要领

(1)双手反穿经腋下时整个上臂保持弧度内收,尽量旋腕,掌背贴腋。

(2)脊柱卷曲要像卷地毯。前俯时从颈椎、胸椎、腰椎、骶椎、尾椎一节一节从上往下弯曲,好像卷地毯一样从上往下次第卷起,细心体会脊柱每节椎骨松开弯曲的感觉;直立时从下往上,将尾椎、骶椎、腰椎、胸椎、颈椎一节一节由弯曲而竖直,细心体会每节椎骨由弯曲而变竖直的感觉,直立后体会整个脊柱贯通一气的感觉。

(3)要保证在两膝直立的情况下,俯身前屈,这样才能充分地刺激脊柱、督脉等及命门、阳关、委中等穴位。在身体充分前屈中,两掌尽力向下推摩,如果由于韧带原因,不能推至脚跟时,可在脚跟之上小腿处完成余下的导引动作,切不可弯曲膝关节。锻炼得法,会感到腰部温暖发热,整条脊柱轻松通畅而阳气充沛。

(4)本式动作要越慢越好,最好能体会到脊柱一节一节慢慢卷的感觉,一分钟6次为妙。质量比数量重要得多。

(5)一动一呼吸,动作和呼吸要巧妙结合。开始时可以自然呼吸,练至熟练后,可配合上身前俯时呼气,直立时吸气,整个动作配合呼吸缓慢柔和。

(6)结束动作很重要,身体直立,气沉丹田,两手手心相合,扣于小腹,静养片刻。

注意事项:

做动作两手向下摩运时不要低头,要稍抬头;膝关节不要弯曲,要保持伸直状态;向上起身时以臂带身,两臂贴近双耳。

(四)适用人群

练习本动作主要适用于精力下降、腰膝酸软、下肢无力、骨软无力、头发稀疏、健忘耳鸣、意志消沉、小便频数、阳痿早泄等人群。

收功的时候要经常排打身体来巩固练功效果。后来经过历朝历代大德高僧的总结,逐渐形成了少林"内功一指禅"养生排打功,下面做一介绍。古代少林寺武僧练习"内劲一指禅"排打功是为了满足武术格斗的需要,可使人练就一身能抗击打的能力,使人体如铜墙铁壁。现在根据现代人的需要,目的是提高免疫力,强身祛病,延年益寿。

1.拍打头部

(1)动作要领:用双手十指弹打头部,弹打路线是由天庭经额盖、后脑至颈椎,不少于 20 遍。

(2)功用:防止脑血管硬化,提高脑部供血供氧,延缓脑细胞衰亡。治疗老年性痴呆症,预防脑溢血。

2. 搓脸

(1)动作要领:双手从下颌顺脸由下往上再绕耳搓下,不少于 20 次。

(2)功用:永葆面部青春,防止面部肌肉松弛、下坠。搓颧骨就是导引肺经,顺着"降压沟"搓耳朵有降压作用。

3. 拍打双肩

(1)动作要领:左脚向左跨一大步,用两掌左右拍打双肩三角肌,以腰为轴心,右手心拍打左肩,左手背拍打右肾,似拨浪鼓样,左右旋转拍打。

(2)功用:治疗肩周炎、漏肩风、肩粘连、活络肩关节、祛风和防止老年性的肩头肌萎缩等症。

4. 拍打两臂

(1)动作要领:两臂伸直肩平,用右手拍打左膀,由臂内侧从上往下拍打至手心,然后从手背由下往上打至肩头,拍打 20 下后,再用同样方法拍打右膀与右臂。

(2)功用:疏通手三阴、手三阳经络,调节两臂气血。

5. 拍打胸部

(1)动作要领:双手由上(锁骨处)拍打胸部,经腹部绕到臀部,拍打时可伴随发"哈"声。共 20 遍。

(2)功用:增大肺活量,吐故纳新。

6. 拍打腹部

(1)动作要领:双手轮换拍打腹部,不少于 20 下。每次拍打同时可伴随发出"嗨"声。

（2）功用:增强腹部肠胃蠕动,对消化系统疾病有疗效,排除腹部寒气。

7. 兜肚子

（1）动作要领:双手捧住小腹下沿,往上捧,双膝同时震荡,也就是提肛收腹,将腹部向上提。

（2）功用:防止内脏下垂,全身颤抖震荡,有活血散瘀、加快血通量的作用。

8. 揉腰

（1）动作要领:两手相叠,手背贴在腰椎处,搓揉腰背,左右划圈,不少于 20 下。顺势可做上下震荡姿势。

（2）功用:暖腰、强肾,对腰椎病有疗效。

9. 拍打双膝

（1）动作要领:抬左腿,用右手心拍打左膝,左右交替往复拍打。要求膝盖超过肚脐,效果更佳。

（2）功用:治疗膝关节疾病,祛寒散瘀,增加横膈膜运动,对消化系统疾病有疗效。高抬膝可使人步履轻快,着地有根、稳妥。

10. 旋膝

（1）动作要领:两脚并拢,弯腰,双手交叉按于膝盖上,旋腰旋膝划圈。左右各旋 20 次。

（2）功用:治疗膝关节疾病,使你步履灵活轻松。

11. 鹰爪

（1）动作要领:两臂伸直与肩平,手心朝下,用力猛抓十指,一抓一放,不少于 20 次。

（2）功用:活络指掌关节,是本功扳指法的升华。有益智、开"气门"、温煦脏腑、通经络、活气血的作用。

陈氏太极拳十五式

第一势　预备势

（图3－3－9）立身中正,两目平视,唇轻闭,齿轻合。

（图3－3－10）身体缓缓下沉（左脚跟抬起）。

（图3－3－11）左脚横开与肩同宽。

（图3－3－12）左脚跟落下,重心移于两腿之间,气沉丹田。

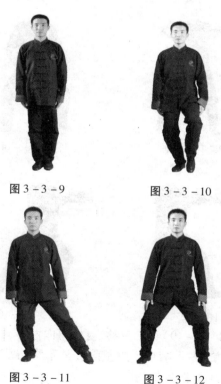

图3－3－9　　　　　　　图3－3－10

图3－3－11　　　　　　　图3－3－12

第二势　金刚捣碓

（图3－3－13）双手缓缓抬起，与肩同高同宽。

（图3－3－14）双手随身体下沉，落于腰际。

（图3－3－15）双手随身体微右转向身体右前上方划弧，与肩平（右手外旋，左手内旋），同时摆右脚尖。

（图3－3－16～图3－3－18）重心右移，左脚先抬起向左前方45°开一步，脚跟先着地。

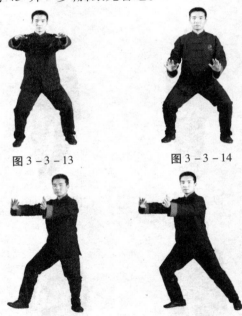

图3－3－13　　　　　　　图3－3－14

图3－3－15　　　　　　　图3－3－16

（图3－3－19）重心左移，身体再向左转，同时左手外旋右手内旋，左手随身体向左前方至于胸前掌心向下，右手置于右膝关节上方。

（图3－3－20）右脚提起向右前方上步，脚尖点地，右手由后向前与左手相合,左手合于右小臂中部。

　　(图3-3-21、图3-3-22)左手内旋下至腹前,掌心向上,右手变拳同时右脚、右拳向上提起,右脚落地,同时右拳落于左掌心内。

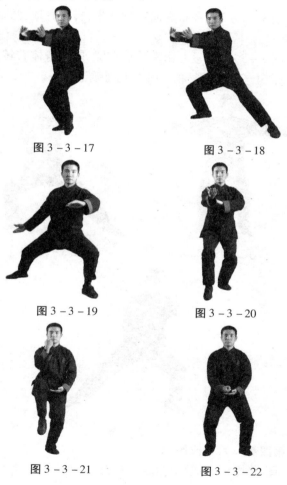

图3-3-17

图3-3-18

图3-3-19

图3-3-20

图3-3-21

图3-3-22

第三势　懒扎衣

（图 3 – 3 – 23）双手分开，掌心向下。

（图 3 – 3 – 24）重心左移，双手合于胸前，左手在下，右手在上。

（图 3 – 3 – 25）提右脚向右侧开步，脚跟着地，两眼目视右侧。

（图 3 – 3 – 26）重心由左移至右腿，同时身体右转，左手掌心向上至于腹前，右手向右上划弧至肩平。

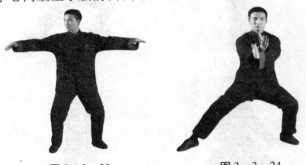

图 3 – 3 – 23　　　　　　图 3 – 3 – 24

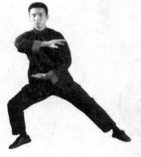

图 3 – 3 – 25

第四势　六封似闭

（图 3 – 3 – 26）双手抱球于左胸前，重心在右腿。

（图 3 - 3 - 27）收左脚于右脚内侧,脚尖点地,两脚与肩同宽,两手向右前方推出与肩同宽。

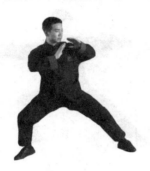 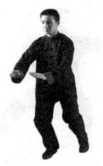

图 3 - 3 - 26　　　　　　　　图 3 - 3 - 27

第五势　右抱球

（图 3 - 3 - 28）左手内旋,右手外旋相合于身体右侧,掌心相对。

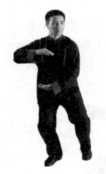

图 3 - 3 - 28

第六势　单鞭

（图 3 - 3 - 29）右手变勾手向右上方运出,略高于肩,左手收于左腹前。提左脚向左侧开步,脚跟着地。

151

（图 3 - 3 - 30）重心移至左腿，左手由下向上划弧置于左侧，掌心向外。沉肩坠肘，气沉丹田。

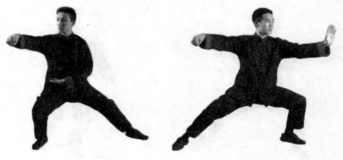

图 3 - 3 - 29　　　　　　　　图 3 - 3 - 30

第七势　白鹤亮翅

（图 3 - 3 - 31）重心移至右腿，向左侧摆左脚尖。

（图 3 - 3 - 32）重心移至左腿，同时向身体左侧上右步，两手合与胸前。

（图 3 - 3 - 33）重心移至右腿，右手向右上方划弧至于右肩上，左手向左下划弧，左手至于左膝关节上方。

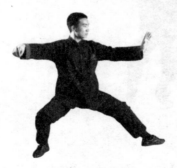 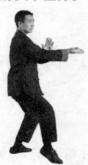

图 3 - 3 - 31　　　　　　　　图 3 - 3 - 32

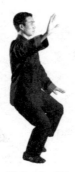

图 3 – 3 – 33

第八势 上三步

(图 3 – 3 – 34)双手合于胸前,左手在前,右手在后,同时双手向下划弧至右侧后方。

(图 3 – 3 – 35、图 3 – 3 – 36)左脚提起向左前方上一步,脚跟着地,同时左掌外旋向前推出。

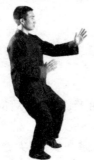

图 3 – 3 – 34

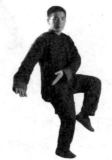

图 3 – 3 – 35

(图 3 – 3 – 37)右脚提起向右前方上一步,脚跟着地,同时右掌外旋向前推出。

(图 3 – 3 – 38)左脚提起向左前方上一步,脚跟着地,同时左掌外旋向前推出。

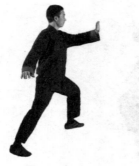

图 3 - 3 - 36

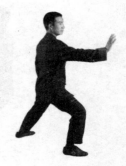

图 3 - 3 - 37

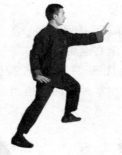

图 3 - 3 - 38

第九势 倒卷肱

（图 3 - 3 - 39）左手外旋掌心朝上,右手由后向上收于右肩上,掌心朝上。

（图 3 - 3 - 40）提左脚向左后方撤一步,脚尖着地,右手收于右耳旁。

（图 3 - 3 - 41、图 3 - 3 - 42）重心左移,同时左手向下,后划于左髋外,右手向右前方推出,与肩同高。

（图 3 - 3 - 43）左手由后向上收于左肩上,掌心朝左前方。

（图 3 - 3 - 44）提右脚向右后方退一步,脚尖着地,左手收于耳旁。

(图3-3-45)重心右移,同时右手向下后划于右髋外,左手向左前方推出,与肩同高。

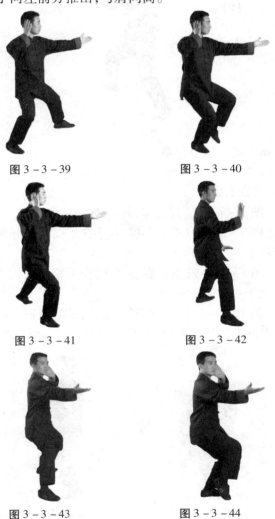

图3-3-39   图3-3-40

图3-3-41   图3-3-42

图3-3-43   图3-3-44

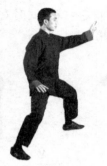

图 3 - 3 - 45

第十势　掩手肱拳

（图 3 - 3 - 46）两手交叉于胸前,右手在下,左手在上,同时提右腿。

（图 3 - 3 - 47）震右脚,开左步。

（图 3 - 3 - 48）重心左移,双手向下向外分开再向上,抬与肩平。

（图 3 - 3 - 49）重心右移,同时左手略后收,右掌变拳内旋收于右肋前。

（图 3 - 3 - 50）身体迅速向左转,重心速移至左腿,同时左肘向左后用力击出,右拳内旋向右前方用力发出。

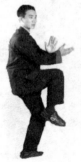

图 3 - 3 - 46

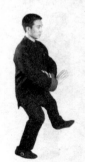

图 3 - 3 - 47

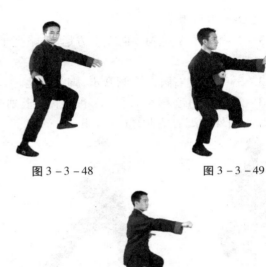

图 3 - 3 - 48

图 3 - 3 - 49

图 3 - 3 - 50

第十一势　左抱球

（图 3 - 3 - 51）右手内旋，左手外旋相合于身体左侧，掌心相对。

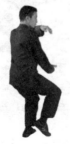

图 3 - 3 - 51

第十二势　右单鞭

（图3-3-52）左手变勾手向左上方运出,略高于肩,右手收于右腹前。

（图3-3-53）提右脚向右侧开步,脚跟着地。

（图3-3-54）重心移至右腿,右手由下向上划弧置于右侧,掌心向外。沉肩坠肘,气沉丹田。

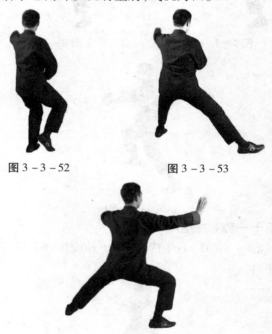

图3-3-52　　　　　　　图3-3-53

图3-3-54

第十三势　定步云手

（图3-3-55）左手变掌从左上向右下划弧至于裆部。

（图3-3-56）左手外旋,划弧至身体左侧,同时右手内旋,划弧至裆部,重心移至左腿。

(图3-3-57)右手外旋,划弧至身体右侧,同时左手内旋,划弧至裆部,重心移至右腿。

(图3-3-58)左手外旋,划弧至身体左侧,同时右手内旋,划弧至裆部,重心移至左腿。

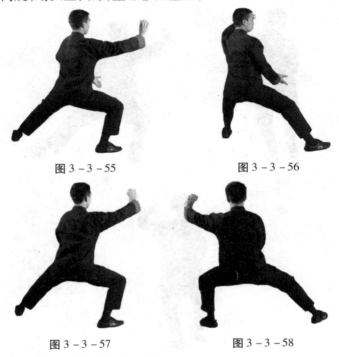

图3-3-55

图3-3-56

图3-3-57

图3-3-58

第十四势 并步云手

(图3-3-59)右手外旋,划弧至身体右侧,同时左手内旋,划弧至裆部,收左脚并与右脚。

(图3-3-60)左手外旋,划弧至身体左侧,同时右手内旋,划弧至裆部,开右步向右侧,脚跟着地。

159

（图3－3－61）右手外旋，划弧至身体右侧，同时左手内旋，划弧至裆部，移重心至右腿同时收左脚并于右脚。

（图3－3－62）重复（图3－3－53）

（图3－3－63）重复（图3－3－54）

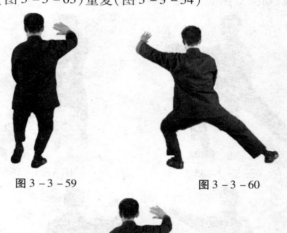

图3－3－59　　　　　　　图3－3－60

图3－3－61

第十五势　收势

（图3－3－62）两手向上抬与肩平。

（图3－3－63）两手屈臂收于胸前，下按至腹前。

（图3－3－64）两手向外置于身体两侧，自然下垂。

160

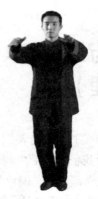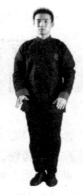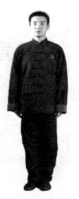

图 3 - 3 - 62   图 3 - 3 - 63   图 3 - 3 - 64

第四章 食疗药膳调养
（顺食调理）

最早的药物有植物药、动物药和矿物药，是人们在寻找食物的过程中发现了这些药物，即我们所说的"药食同源"。并逐渐认识到"药物"和"食物"都是有"偏性"的。中医善于利用食物的这种偏性来调理不同"体质"的人，维持人体的平衡或促进亚健康的康复。"顺食调理"就是"寓医于食"，既将药物作为食材，又将食物赋予药用价值，药借食力，食助药威，既具有滋养作用，又具有调理的作用，进而滋补强身、养生保健，防病治病，食疗药膳就是其中的有效方法。

本章主要介绍食疗药膳的概念及特点、食疗药膳的作用、分类和食疗药膳调理不良体质。

第一节　食疗药膳的概念及特点

一、食疗药膳的概念

食疗药膳（又称中医药膳）是具有保健、防病、治病等作用的特殊膳食。在传统中医药学理论指导下，将不同药物与食物进行合理的组方配伍，采用传统和现代科学技术加工制作，具有独特色、香、味、形、效的药膳食品，既能果腹及满足人们对美味食品的追求，同时又能发挥保持人体健康、调理生理机能、增强机体素质、预防疾病发生、辅助疾病治疗及促进机体康复等作用,因此,中医药膳一直是中华民族几千年来十分重视的膳食。

"药膳"的名称,最早见于《后汉书·列女传》,但历代有关饮食疗法多以"食养""食治""食疗"的名称出现。药膳与食疗在概念上有一定的差异:药膳是指包含有传统中药成分、具有保健防病作用的特殊膳食,从膳食的内容和形式阐述膳食的特性。表达的是膳食的形态概念;食疗是指以膳食作为手段来治疗疾病,其从膳食的效能作用阐述了这种疗法的属性。表达的是膳食的功能概念。药膳发挥防病治病的作用,即是食疗。食疗中"食"的概念远比药膳广泛,它包含了药膳在内的所有饮食。故食疗不必一定是药膳,但药膳则必定兼备食疗功效。

二、药膳的特点

药膳主要由两大类原料组成,即药物与食物,药物与食物按一定的理论与原则有机组合,并以膳食的形式,产生食养、食治的作用,它既是食物,又不同于普通食品。其悠远的历史,独具特色的原则与方法,都成为药膳的重要特点。

(一)历史悠久

任何一种文化,检验的唯一尺度就是历史。在历史的长河中未被湮灭、未被淘汰,就证明这种文化的科学性。中医药膳起源于数千年前,可见诸文字记载的最早医官——食医,就已存在于周代帝王宫廷中。在现存医药文献及药膳的专科文献中可以看到,药膳原料在不断地增多,临床适应证在不断扩大,药膳理论在不断完善,药膳疗效在不断增强。伴随中医药学的不断发展兴盛，在中医理论指导下的这种饮食文化不但未被淘汰，反而随着历史的进程愈加完善和系统，成为一门具有独特体系的学科。也正由于历史的验证，使中医药膳经历了漫长时间的发展，在科学发达的今天，仍能展示出它对人类健康的卓越功绩，不能不说中医药膳具有非常独特的本质。

（二）隐药于食

用药是治疗疾病的手段，是在疾病状态下使用的方法。药膳则是把药物的保健、治疗、预防及增强体质的作用融入日常膳食，使人们能在必需膳食中享受到食物营养和药物防治调理两方面的作用。中华民族的先人们很早就认识到了"药食同源""食养""食治"的道理，把膳食与药治有效地结合在一起，形成独具特色的"药膳"。这一方法的显著特点是融药物的治疗特性于日常膳饮中，既具有膳食提供机体营养的基本功能，也具有一般食物的色、香、味、形特征，同时也拥有防治疾病、增进健康、改善体质的重要作用。它利用了机体对营养的要求，隐含了药治的效能，使之成为适宜于各种人群的双效膳食，也开辟一条防病治病的独特途径。

（三）辨证配伍

辨证论治是中医学的重要特点。它强调人体内外环境的整体性、统一性，治疗目的始终着眼于调理机体的阴阳气血，改善整体机能状态。这一原则毫无疑问更符合21世纪人们关于健康与疾病的新观念。药膳的配伍，始终遵循中医学辨证论治、辨证组方的理论原则与方法，在辨证的基础上配伍组方。始终注重机体阴阳气血，脏腑经脉的偏盛偏衰,用药膳补偏救弊,调理脏腑阴阳,使其达到平衡协调的目的。中医药膳区别于现代营养学,它不仅提供机体所需的营养物质,同时融入治疗手段,可单独治疗或辅助药物起到治疗作用。它也有别于药物疗法,创造了以饮食获取疗效的新途径,避免人们对药物治疗途径的紧张心态,于不经意的日常餐饮中获得疗效。这种双效作用在理论上的依据就是辨证施膳。

(四)注重调理

药物治疗是在机体出现疾病表现,或存在某些较明显不健康状态时所采取的应对措施,具有很强的针对性。药品的应用虽有补养滋润的方面,但总以保养正气、祛除病邪为目的。从总的原则上说,虽然仍是调理阴阳气血,药物是治疗疾病为主,一旦病去邪除,原则上即不再施药,而代之以饮食调理。药膳固然对某些疾病具有治疗作用,而其基本立足点,则是通过药物与食物的结合,对机体进行缓调理,尤其适用于药物治疗后的康复调理、某些慢性病症的缓治疗、机体衰弱时的逐步改善、平常状态的滋补强壮,它不以急功近利为务,而以持久的、源源不断的调理为目的,从而获得康复、强壮。因而,药膳既可以是药治后的补充,同时,更是慢性病症,或体弱人群,或机体阴阳气血偏颇时适宜的调理方法。

(五)影响广泛

由于药膳是在日常饮食中对机体进行调治,但随着饮食形式的变化,又产生不同的药膳形式,成为一类养生防病的特殊食品,因而它具有普通食物所不能达到的疗效,又具有一般治疗性药物所不具备的膳饮方式,成为适应于各种年龄性别、疾病状态、生活习惯人群的养生防病方法,适应证极其广泛。它不仅广泛流传于我国各民族中,即便在国外其他民族中亦具有深远影响,如至今意大利仍盛行的"大黄酒""杜松子酒"就是700年前马可·波罗从我国带回的药膳方,目前在日本、韩国、东南亚,乃至欧美等国家和地区,研究中医药膳者均为数不少。

第二节　食疗药膳的作用

传统医药工艺制成的具有食疗作用的膳食,它"寓医于食",既将药物作为食物,又将食物赋予药用,药借食力,食助药威,既具有营养价值,又具有防治疾病、保健强身、延年益寿的功效,是中国传统的医药知识与烹调相结合的产物。药膳主要有三大功用。

(1)滋补强身:此类药膳是供无病但体质虚弱之人食用的,主要是通过调理阴阳、气血及脏腑、器官、组织的功能,使其平衡协调,达到增强体质,促进健康,预防疾病之目的。如十全大补汤、茯苓包子、人参汤圆、清蒸枸杞乌鸡等。

(2)治疗疾病:此类药膳是针对患病之人的病情需要而制作的有治疗作用或辅助治疗作用的膳食,适用于慢性病者。一般需通过较长时期的服用而达到治疗目的,如解表药膳、清热药膳、消导药膳、补益药膳、理血药膳。

(3)保健益寿:根据用膳者的体质、年龄、病理特点而制作的一种药性平和,有增进健康、提高机体免疫功能、协调阴阳气血、促进发育及防衰抗老作用的膳食。又分为儿童保健药膳、妇女保健药膳和老年保健药膳,常用的有各种药粥、虫草鸭子、燕窝汤、杜仲腰花、乌鸡白凤汤、小儿八珍糕等。

第三节　食疗药膳的分类

药膳的分类方法很多,古代有关药膳的文献中就有多种不同的分类方法。如《太平圣惠方·食治类》按病分28类,各类亦含粥、羹、饼、酒各种;《遵生八笺》按药膳加工工艺分为花泉类、汤品类、熟水类、果实粉面类等;《饮食辨录》按膳食原料属性分类,如谷类、茶类等。

一、按药膳功效分类

由于药膳原料中有药物的成分,并且是根据中医理论进行组方配伍,因此,药膳也具有对疾病的防治作用和功效特点。按功效可分为:

(1)解表类:用于疏解在表的外邪,或用于透疹发汗,如生姜粥、姜糖苏叶饮、芫荽发疹饮等。

(2)清热解毒类:用于邪热内盛,或暑热中人,或阴虚内热诸症,以清解热毒,或滋阴除热,如石膏粳米汤、决明子饮等。

(3)泻下类:用于里有热结,或肠燥便结症,以泻热通便,润肠通便,如芒硝莱菔汤、苏子麻仁粥等。

(4)温里祛寒类:用于寒邪内盛,或阳虚寒邪内生,或寒滞经脉,以温中祛寒,温阳救逆,温经散寒,如黄芪建中鸡、川乌粥、姜附烧狗肉等。

(5)祛风散邪类:用于风寒湿诸邪留滞经脉关节等症,以祛风散寒化湿,通络止痛,如豨莶根炖猪蹄等。

(6)利水消肿类:用于水湿潴留,湿热蕴结诸症,以渗利水湿,通淋退黄,如赤小豆鲤鱼汤、滑石粥、田基黄鸡蛋汤等。

(7)化痰止咳类:用于痰浊留滞,痰饮内聚诸症,以化痰消饮,止咳除嗽,如半夏山药粥、昆布海藻煮黄豆、白果蒸鸡蛋等。

(8)消食健胃类:用于宿食停滞,食饮不化诸症,以健脾和胃,导滞消食,如大山楂丸等。

(9)理气类:用于肝气郁滞诸症,以理气疏肝,如橘皮粥、柿蒂汤等。

(10)理血类:用于瘀血阻滞,或出血诸症,以活血化瘀、止血,如红花当归酒、血余藕片饮等。

(11)安神类:用于各种因素导致的心神不安,烦躁失眠诸症,以安神镇惊,如酸枣仁粥、朱砂蒸猪心等。

(12)平肝潜阳类:用于肝阳上亢,动风发痉诸症,以滋阴养肝,潜阳息风,如天麻鱼头、菊花绿茶饮等。

(13)固涩类:用于阳虚卫弱,不能固护卫表,或不能固涩水液诸症,以温阳固精、温肾止遗,如生脉饮等。

(14)补益类:用于气血阴阳虚衰诸症,以补养气血阴阳,如人参莲肉汤、当归生姜羊肉汤、鹿鞭壮阳汤、清蒸人参甲鱼等。

(15)养生保健类:本类包含各种保健药膳,如减肥降脂,有荷叶减肥茶等;美发乌发,有乌发鸡蛋等;润肤养颜,有珍珠拌平菇等;延年益寿,有长生固本酒、补虚正气粥等;明目增视,有芝麻羊肝、首乌肝片等;聪耳助听,有首乌鸡肝、狗肉黑豆汤等;益智健脑,有金髓煎等;增力耐劳,有附片羊肉汤等。

二、按药膳形态分类

人们的膳食具有多样化的特点,不仅需要各种不同的食物以满足营养成分的需要,也需要不同形式、不同形态的膳食以满足视觉、嗅觉和味觉的需要。药膳作为特殊的膳食,同样也需不同的形态,以体现药膳的色、香、味、形。因此,按药膳的制作方式可分如下各类。

(1)菜肴类:这是东方民族每日膳食不可或缺的种类。本类药膳主要以肉类、蛋类、水产类、蔬菜类等为基本原料,配合一定的药物,以煨、炖、炒、蒸、炸、烤等制作方法加工而成,如天麻鱼头、紫苏鳝鱼、香椿鸡蛋等。

(2)粥食类:这类膳食属东方民族的主食类。常以大米、小米、玉米、大麦、小麦等富含淀粉的原料,配以适合的药物,经熬煮等工艺制作而成的半流质状食品,如山楂粥、人参粥、杜仲粥等。本类食品尤宜于老年人、病后调理、产后特殊状态的"糜粥浆养"。

(3)糖点类:这类食品属非主要膳食的点心类、甜食类。常以糖为原料,加入熬制后的固体或半固体状食物,配以药物粉末或药汁加糖拌熬,或掺入熬就的糖料中。或者选用某些食物与药物,经药液或糖、蜜等煎煮制作而成,如丁香姜糖、糖渍陈皮、茯苓饼等。

(4)饮料类:属佐餐类或常饮用的液体类食物。是将药物与食物经浸泡、绞榨、煎煮,或蒸馏等方法加工制作而成,包括鲜汁,如鲜藕汁、荷叶汁;茶,如菊花茶、决明子茶;露汁,如银花露、菊花露;药酒,如木瓜酒、枸杞酒;浓缩精汁,如虫草鸡精、人参精等。

(5)其他:还有不能归入上述各类的另外一些品类,

如葛粉、藕粉、淮山泥、枸杞鸡卷、芝麻核桃糊、虫草鸭子罐头等。

第四节 食疗药膳调理不良的体质

一、气虚体质

气虚体质是指当人体脏腑功能失调,气的化生不足时,易出现气虚,常表现为语声低微,形体消瘦或偏胖,面色苍白,气短懒言,精神不振,体倦乏力,常自汗出,动则尤甚,舌淡红,舌边有齿痕,苔白,脉虚弱,因各种病因而发病,因心肺脾肾气虚,部位不同而见不同的症状。发病倾向:易患感冒、内脏下垂,平素抵抗力弱,病后康复缓慢。

在治疗上,当法《素问·三部九候论》提出的"虚则补之""损者益之"。《素问·阴阳应象大论》提出的"形不足者,温之以气;精不足者,补之以味"为本类药膳的立法依据。

补气重在补脾、肺之气,常用益气类的药食有人参、黄芪、怀山药、莲子、大枣、茯苓、大米、小麦、鸡内金、动物胃肚、禽畜类肉等,常用药膳方如四君蒸鸭、人参莲肉汤等。

(一)四君蒸鸭

来源:《百病饮食自疗》。

组成:嫩鸭 1 只,党参 30g,白术 15g,茯苓 20g,调料适量。

制法用法:活鸭宰杀,洗净,去除嘴、足,入沸水中滚一遍捞起,把鸭翅盘向背部;党参、白术、茯苓切片,装入双层纱布袋内,放入鸭腹;将鸭子置蒸碗内,加入姜、葱、绍酒、鲜汤各适量,用湿绵纸封住碗口,上屉武火蒸约3小时,去纸并取出鸭腹内药包、葱、姜,加精盐、味精,饮汤食肉。

功效应用:益气健脾。适用于脾胃气虚,食少便溏,面色萎黄,语声低微,易感冒,四肢无力,舌质淡,脉细弱等。

方解:本方所治之症,为脾胃气虚,运化无力,生化之源不足所致,治宜益气健脾。方中党参性味甘平,功能补中益气,生津养血,为常用的益气健脾药,白术味甘苦而性温,功能健脾燥湿,对脾虚气弱,运化无力所致的食少腹胀、大便溏泄、倦怠乏力等症,既能补脾益气,又能燥湿健脾,历代医家将其视为补脾脏第一要药。茯苓性味甘、淡、平,既能利水渗湿,又能健脾止泻,能补能泻,常与党参、白术等补脾药配合同用,使健脾渗湿之功更为增强,以治脾虚体倦、食少便溏诸症。鸭子功能健脾补虚,滋阴养胃,利水消肿。中医认为鸭是水禽类,其性寒凉,适用于内热较重的人食用。特别是对于身体羸瘦,阴虚内热,或低热不退,大便干燥及水肿等,尤为适宜。民间历来视其为滋补妙品。诸料合用,药借食味,食助药性,能补能利,补虚而不滋腻,滋阴而不恋邪。实为年老体弱、脾胃气虚之人的滋补良方。

使用注意:脾胃虚寒所致的食少便溏、脘腹疼痛不宜用。

(二)人参莲肉汤

来源:《经验良方》。

组成:白人参 10g,莲子 15 枚,冰糖 30g。

制法用法:将白人参与去心莲子肉放碗内,加水适量浸泡至透,再加入冰糖,置蒸锅内隔水蒸炖 1 小时左右,人参可连用 3 次,第 3 次可连同人参一起食用。早晚餐服食。

功效与应用:补气益脾,养心固肾。适用于体虚气弱,神疲乏力,自汗脉虚;脾虚食少,大便泄泻;心悸失眠,或夜寐多梦;肾虚遗精、滑精及妇女崩漏,白带过多等。

方解:本方所治之证,为气虚脾弱所致。脾虚气弱,则见神疲乏力、大便泄泻;气血生化不足,心失所养,则见心神不安、健忘失眠;肾气不固,则遗精、滑精。治宜补气健脾,养心安神,益肾固精。方中人参大补元气,补脾益肺,安神增智,生津止渴。莲子肉味甘、性平,具有补脾止泻、益肾固精和养心安神的作用,为治疗脾虚久泻,食欲减退,肾虚不固的常用药。冰糖补中益气,又具有调味作用。人参、莲子肉、冰糖相配,则甘甜清香,补而不滞,尤宜于年老体虚者。

使用注意:脾虚气滞或湿阻、食积所致的胸闷腹胀、食欲减退、舌苔厚腻的患者,不宜服用;不可同时服食萝卜及茶叶;大便燥结者不宜服用。

(三)健胃益气糕

来源:《华夏药膳保健顾问》。

组成:山药 200g,莲子肉 200g,茯苓 200g,芡实 200g,陈仓米粉 250g,糯米粉 250g,白砂糖 750g。

制法用法:将上述诸药磨成细末,与米粉及白砂糖混合均匀,加入少量清水和成散粉颗粒,压入模型内,脱块成糕,上笼蒸熟,空腹酌食。

功效应用:健脾止泻。适用于脾胃虚弱,食少便溏,神疲倦怠、妇女脾虚带下及由于脾虚引起的内脏下垂。

方解:本方所治之证,为脾胃虚弱而挟湿所致。脾虚湿困,脾失健运则见食少倦怠、便溏泄泻、内脏下垂诸症。治宜益气健脾,渗湿止泻。方中山药性味甘平,上能养肺,中能补脾,下能益肾。既能补气,又能养阴,补气而不滞,养阴而不腻,为培补中气最和平之品,无论对脾虚泄泻,还是肺虚咳嗽等,皆有较好的疗效。莲子肉性味甘、涩,平,功能补脾止泻,益肾固精,养心安神,尤为补脾止泻之佳品。茯苓性味甘平,既能健脾渗湿,治疗脾虚湿困所致的泄泻、痰饮,还可补心气,安神志,治心神失养的惊悸失眠。芡实味涩,性平,既能健脾止泻,又能除湿止带,还能益肾固精。因其健脾除湿而又性涩,故对脾虚湿盛的带下疗效尤佳。白糖、陈仓米、糯米合用,功能补中益气。合而为糕,不仅健脾止泻之功较好,而且性质平和,香甜味美,老少咸宜。

使用注意:本方药性平和,少量或短暂服用,不易见效,应坚持常服,方可获良效。

(四)人参粥

来源:《食鉴本草》。

组成:人参3g,粳米100g,冰糖适量。

制法用法:将粳米淘净,与人参(切片或打粉)一起放入砂锅内,加水适量,煮至粥熟,再将化好的冰糖汁加入,拌匀,即可食用。

功效应用:补元气,益脾肺,生津安神。适用于脾肺气虚所致的短气懒言,神疲乏力,动则气喘,易出虚汗及食欲减退,大便溏薄等;亦可用于年老体弱,不思饮食,全身无力,倦怠欲睡而又久不能入寐,或津伤口渴等。

方解:本方所治之症为元气及脾肺之气虚弱所致。元气不足,则体弱多病;脾肺气虚则短气懒言、神疲乏力、食欲减退、大便溏薄。治宜大补元气,补益脾肺。方中人参性味甘、微苦,其性微温,既能大补元气,又有补脾益肺之效。本品无论对气虚欲脱、短气神疲、脉微欲绝的重危证候,还是脾气虚弱的不思饮食、食少便溏,以及肺气虚弱的少气懒言、动则喘息、易出虚汗,或消渴少津、心神不安等一切气虚之症,皆有良好的补气作用。粳米性味甘平,功能补中益气,健脾和胃。冰糖性味甘平,功能补中益气,和胃润肺,又能调味。人参、冰糖相配煮粥食用甘甜不腻,补气而不温燥,制作方便,长期食用,具有养生保健之功,诚为家庭食疗良方。

使用注意:本方作用平和,坚持数日,方可见效。一般以生晒参、红参最为常用。习惯认为,生晒参常用于气阴两亏的患者;红参常用于阳气虚弱的患者。

人参一般只适用于虚证,实证、热证而正气不虚者忌用。否则,"滥用""蛮补",可形成"人参滥用综合征",出现血压升高、失眠、兴奋、食欲减退等不良反应。

二、阳虚体质

阳虚体质是当人体脏腑功能失调时易出现体内阳气不足、阳虚生内寒的表现,常表现为面色苍白,气息微弱,体倦嗜卧,畏寒肢冷,全身无力或有肢体水肿,舌淡胖嫩边有齿痕,苔淡白,脉沉微无力,多因先天禀赋不足、加之寒邪外侵或过食寒凉食物、忧思过极、房事不节、久病之后而发病。发病倾向:易患痰饮、肿胀、泄泻等病,耐夏不耐冬,易感风、寒、湿邪。

补阳类药膳适用于阳虚体质。阳气虚不能温煦机体,则畏寒肢冷;不能温运气血,则气虚血滞;不能温运脏腑,则脏腑功能减退。治当温补肾阳。补阳药食主要有鹿茸、附子、肉桂、杜仲、枸杞子、猪腰子、狗鞭、鹿鞭、狗肉、羊肉等。常用药膳如杜仲腰花、巴戟牛膝酒等。

(一)杜仲腰花

来源:《华夏药膳保健顾问》。

组成:杜仲12g,猪肾250g,绍酒25g,葱50g,味精1g,酱油40g,醋2g,干淀粉20g,大蒜10g,生姜10g,精盐5g,白砂糖3g,花椒1g,混合油100g。

制法用法:杜仲以水300毫升熬成浓汁,去杜仲,再加淀粉、绍酒、味精、酱油、白砂糖拌兑成芡糊,分成3份待用。猪腰子剖为两片,刮去筋膜,切成腰花,生姜去皮,切片,葱洗净切成节,待用。炒锅烧热,入油,烧至八成热,放入花椒烧香,再投入腰花、葱、姜、蒜,快速炒散,沿锅倾入芡汁与醋,翻炒均匀,起锅装盘即成,佐餐食。

功效应用:补肾益精,健骨强体。适用于肾虚腰痛膝软,阳痿遗精,耳鸣眩晕,夜尿频多。

方解:本方所治之症,为肾虚所致,治宜补肾精、强筋骨。本方以杜仲、猪肾为主。猪肾具有补肾气、助膀胱等功效,常用于治疗肾虚腰痛,骨软脚弱,遗精盗汗等。用猪肾益精滋血助阳,杜仲入肾经壮阳气,两者相伍,可阴阳并调,而以滋化阳气偏重,故全方为助阳健身为主之药膳方,也可作为肾炎、高血压、性功能低下者的膳食;无病常食,具有强身健骨的滋养作用。

使用注意:本膳作为佐餐,对于肾阳虽虚,而尚不甚严重者具有调养作用。阳虚较重者,则本方力有未逮,但若长服则可缓以收功,仍具有较好功效。阴虚火旺者非本方所宜。

(二)巴戟牛膝酒

来源:《千金方》。

组成:巴戟天100g,怀牛膝100g,白酒1500g。

制法用法:将以上两物同浸于白酒中,每日早晚服15~30毫升。

功效与应用:温肾阳,健筋骨,祛风湿。适用于肾阳虚弱,阳痿不举,腰膝冷痛或风湿日久,累及肝肾,筋骨痿弱。

方解:本方所治之症,为肾阳不足,下元亏虚所致,治宜温补肾阳。方中巴戟天,性味辛甘微温,补肾阳、强筋骨,祛风湿,其体润而不燥烈,故既能祛风除湿,又能补肾强骨,用于虚羸阳道不举,肾虚精滑,腰痛,脚膝痿软,小便失禁,女子宫冷不孕及风湿痹痛等。怀牛膝补肝肾、强筋骨,长于治疗腰膝疼痛,脚膝痿弱,与巴戟天配合,意在增强补肾阳、健筋骨、祛风湿、除痹痛之功。诸药浸于酒中,行气血,增药效,温补之力更著。对于不善饮酒者,也可将两物与羊骨、羊肉等炖服,其温补肝肾之功不减。腰膝冷痛者,可加肉桂、干姜;阳虚痿弱者,宜加肉苁蓉、五加皮。

使用注意:本方温热,凡热盛阳亢者不宜饮用,夏天勿服或少饮。

(三)补骨脂胡桃煎

来源:《证类本草》。

组成:补骨脂 100g,胡桃肉 200g,蜂蜜 100g。

制法用法:将补骨脂拌酒,蒸熟,晒干,研末;胡桃肉捣为泥状。蜂蜜熔化煮沸,加入胡桃泥、补骨脂粉,和匀。收贮瓶内,每服 10g,黄酒调服,不善饮者开水调服。每日 2 次。

功效应用:温肾阳,强筋骨,定喘嗽。适用于肾阳不足,阳痿早泄,滑精尿频,腰膝冷痛,久咳虚喘等。

方解:本方所治之证,乃肾阳不足,肾气不固;或肾不纳气,肺气虚寒所致,治宜温肾阳、强筋骨、定喘嗽。方中补骨脂性温味辛,善能补肾助阳,为壮火益土之要药。凡肾虚阳痿、遗精、滑精、腰膝冷痛、虚寒喘嗽等属肾阳不足,下元虚寒者皆宜。胡桃肉性味甘涩而温,既能补肾助阳以益精,又能温肺纳气以定喘;既可用于肾气亏虚之腰痛脚软、尿频遗精等症,又可用于肺肾两虚之久虚喘嗽。方中补骨脂配胡桃肉同用,既是肺肾同治,又温肾助阳,相须以为用。《医林纂要》曰:"胡桃仁连皮则能固能补,去皮则止于能行能润耳。"

使用注意:痰火咳喘及肺肾阴虚之喘嗽忌用。

(四)人参胡桃汤

来源:《济生方》。

组成:人参 6g,胡桃肉 15g,生姜 5 片,大枣 7 枚。

制法用法:将人参、胡桃肉(去壳不去衣)切细,加水与生姜、大枣同用,连煎 2 次,将 2 次煎液混合均匀,分 2～3 次服用。

功效应用:补肺肾,止喘咳。适用于肺肾不足,胸满喘急,不能平卧,动则喘甚。

方解:本方所治之证,为肺气不足,肾不纳气的喘嗽气喘,治宜补肺肾、止喘咳。方中人参大补元气,入肺脾经,有补肺益脾之功。对体虚气弱,特别是肺气不足的呼吸短促,行动乏力,动则喘甚有明显的疗效。胡桃仁性味甘温,能入肺肾,既能温肺,又能润燥化痰,敛肺定喘,且可补肾固精而纳气。《古方选注》,"胡桃可解膈内痰饮,膈间痰化而咳止声清;连皮能收肺经耗散之气",故可用治肺肾不足之虚喘。与人参配伍成方,对于肺肾两虚,虚而偏寒的咳嗽喘促,用之最宜。

使用注意:本方偏于温补,热证喘咳不宜用;又能润燥滑肠,大便溏泄者不宜服用。

三、阴虚体质

阴虚体质是指当脏腑功能失调时,易出现体内阴液不足,阴虚生内热的证候,常表现为形体消瘦,两颧潮红,手足心热,潮热盗汗,心烦易怒,口干,头发、皮肤干枯,舌干红、少苔,甚至光滑无苔,多因燥热之邪外侵、过食温燥之品、忧思过度、房事不节、久病之后而发病。发病倾向:易患虚劳、失精、不寐等,耐冬不耐夏,不耐受暑、热、燥邪。应以滋补阴液、佐以清热为治则。

补阴类药膳适用于阴虚病证。阴虚主要表现为精津阴液不足而致的枯燥、虚热、虚火等。常用药食如生地黄、沙参、麦冬、枸杞子、龟板、鳖甲、龟肉、海参、鸭肉等,药膳方如益寿鸽蛋汤、秋梨膏等。

(一)益寿鸽蛋汤

来源:《四川中药志》。

组成:枸杞子 10g,龙眼肉 10g,制黄精 10g,鸽蛋 4 枚,冰糖 30g。

制法用法:枸杞子洗净,龙眼肉、制黄精分别洗净,切碎,冰糖打碎待用。锅中注入清水约 750 毫升,加入上 3 味药物同煮。待煮沸 15 分钟后,再将鸽蛋打入锅内,冰糖碎块同时下锅,煮至蛋熟即成。每日服 1 剂,连服 7 日。

功效应用:滋补肝肾,益阴养血。适用于肝肾阴虚的腰膝软弱,面黄羸瘦,头目眩晕,耳鸣眼花,燥咳少痰,虚热烦躁,心悸怔忡。

方解:本方所治之证,为肝肾阴亏,精血不足所致,治宜滋补肝肾、益阴养血。方中枸杞子甘平,入肝肾经,善滋阴补血、益精明目,用于眼目昏花、眩晕耳鸣、腰酸膝软等症。黄精甘平,入脾、肺、肾经,有补脾益肺、养阴润燥的作用。古以黄精为益寿延年的佳品,在益精气、补阴血方面具有较好作用,常用于体虚乏力、心悸气短、肺燥干咳、消渴等。龙眼肉功善益心脾、补气血,用于心悸、健忘、贫血等症。三药相配,能大补五脏之阴,润燥生津。鸽蛋为蛋中上品,能补虚强身。再以冰糖甘甜清润辅之,使全方具有滋补肝肾、益阴补血、生津润肺的良好作用,故可用于肝肾阴虚,肺虚燥咳等。

使用注意:阴虚内热而见潮热骨蒸,烦热盗汗之阴虚重者,本方力有不及。湿热壅盛者不宜服用。

(二) 秋梨膏

来源:《医学从众录》。

组成:秋梨 3200g,麦门冬 32g,款冬花 24g,百合 32g,贝母 32g,冰糖 640g。

制法用法:梨切碎,榨取汁,梨渣加清水再煎煮 1 次,过滤取汁,两汁合并备用;麦冬、款冬花、百合、贝母加 10

倍量的水煮沸 1 小时,滤出药液,再加 6 倍量的水煮沸 30 分钟,滤出药汁,两液混合,并兑入梨汁,文火浓缩至稀流膏时,加入捣碎之冰糖末,搅拌令溶,再煮片刻。每服 10～15 毫升,每日 2 次,温开水冲服。

功效应用:养阴生津,润肺止咳。适用于阴虚肺热,咳嗽无痰,或痰少黏稠,甚则胸闷喘促,口干咽燥,心烦喑哑等。

方解:本方所治之证,为肺热伤津耗液所致,治宜养阴生津、润肺止咳。方中秋梨质润而多汁,性味甘、微酸而凉,功效生津润燥、清热化痰,可生食,也可蒸煮、榨汁或熬膏食用,但生食、熟用功用有别,《本草通玄》云:"生者清六腑之热,熟者滋五脏之阴。"麦冬、百合均为清润之品,功擅滋燥泽枯、养阴生津,对燥热伤肺,津枯阴耗者,可配伍应用。川贝母性凉而有甘味,止咳化痰,兼能润肺,肺虚久咳、痰少咽燥者甚宜。款冬花润肺下气、化痰止嗽,其药性虽温,但润而不燥,《药品化义》认为"久嗽肺虚,尤不可缺"。以上诸物与润肺止咳化痰的冰糖,炼膏服用,尤宜于阴虚肺燥之证。

使用注意:梨性寒凉,凡脾胃虚寒,大便溏泄及肺寒咳嗽者不宜使用。且不宜与蟹同食,否则易伤脾胃而致呕吐、腹痛、腹泻。

(三)怀药芝麻糊

来源:《中国药膳》。

组成:怀山药 15g,黑芝麻 120g,粳米 60g,鲜牛奶 200g,冰糖 120g,玫瑰糖 6g。

制法用法:粳米淘净,水泡约 1 小时,捞出沥干,文火炒香;山药洗净,切成小颗粒;黑芝麻洗净沥干,炒香。三物同入盆中,加入牛奶、清水调匀,磨细,滤去细茸,取浆液待用。另取锅加入清水、冰糖,烧沸溶化,用纱布滤净,糖汁放入锅内再次烧沸后,将粳米、山药、芝麻浆慢慢倒入锅内,不断搅动,加玫瑰糖搅拌成糊状,熟后起锅。早晚各服一小碗。

功效应用:滋阴补肾。适用于肝肾阴虚,病后体弱,大便燥结,须发早白等。

方解:本方所治之证,为肝肾不足、病后体虚所致,治宜滋补肝肾。方中怀山药为健脾补肾益肺的亦食亦药之品,性味甘、平,养阴益气,对脾胃虚弱,消化不良,形体瘦削者,既能补脾气,又能养胃阴;对肺气肺阴不足,咳喘少气,或虚劳咳嗽乏力者,既能补肺气,又能益肺阴,且又入肾而益肾阴,故为补脾肺肾三脏之佳品。方中重用之黑芝麻性味平和,补肝益肾,滋润五脏,其所含脂肪中,大部分为不饱和脂肪酸,对老年人有重要意义。与怀山药配伍同用,对肝肾阴虚,病后体弱及中老年肝肾不足,大便燥结,须发早白者,尤为适宜。若长期服食,可强健身体,有延缓衰老、延年益寿之功。

使用注意:方中重用黑芝麻,但黑芝麻多油脂,易滑肠,脾弱便溏者当慎用。

(四)洋参雪耳炖燕窝

来源:《疾病饮食疗法》。

组成:西洋参片15g,雪耳15g,燕窝30g。

制法用法:将西洋参洗净;雪耳浸开洗净,摘小朵;燕窝用清水泡浸,拣去羽毛杂质,洗净。把全部用料一起放入炖盅内,加开水适量,炖盅加盖,文火隔水炖2小时,调味即可。随量饮用。

功效应用:补气润肺,滋阴润燥。适用于阴虚肺燥,咳喘少气,或咳痰带血,咽干口燥等。

方解:本方所治之证,乃肺阴受伤,肺燥所致,治宜滋肺阴、润肺燥。方中西洋参性味甘寒,补肺阴、润肺燥,清肺热。雪耳即白木耳,性味甘淡平,滋阴润肺、养胃生津,《增订伪药条辨》用"治肺热、肺燥,干咳痰嗽,衄血,咯血,痰中带血"。燕窝性味甘平,养阴润燥、益气补中。合而同用,共奏补气养阴、滋润肺燥之功。

使用注意:凡中焦虚寒,湿盛或风寒咳嗽者,不宜饮用本品。

四、痰湿体质

痰湿体质是指当人体脏腑功能失调,易引起气血津液运化失调,水湿停聚,聚湿成痰,常表现为体形肥胖,腹部肥满,胸闷,痰多,容易困倦,身重不爽,喜食肥甘醇酒,舌体胖大,舌苔白腻,多因寒湿侵袭、饮食不节、先天禀赋、年老久病、缺乏运动而发病,常随痰湿留滞部位的不同而出现不同的症状。发病倾向:易患消渴、中风、胸痹等,对梅雨及湿重环境适应力差。

凡由化痰、祛湿类药食组方,具有祛除体内痰湿作用的膳方,称祛痰湿药膳。痰与湿异名同类,水湿潴留,聚水成湿,炼饮能成痰。常用祛痰湿类的药食有茯苓、薏苡仁、冬瓜、昆布、海藻、瓜蒌等,药膳方如薏苡仁粥、橘红糕等。

(一)薏苡仁粥

来源:《本草纲目》。

组成:薏苡仁60g,粳米60g,盐5g,味精2g,香油3g。

制法用法:将薏苡仁洗净捣碎,粳米淘洗,同入锅内,加水适量,共煮为粥。粥熟后调入盐、味精、香油,温热食之,日服 2 次。

功效应用:健脾补中,渗湿消肿。适用于水肿,小便不利;脾虚泄泻;湿痹筋脉挛急,四肢屈伸不利;肺痈吐痰脓及扁平疣等。

方解:本方所治水肿由脾虚不运,水湿泛溢肌肤所致,治宜健脾祛湿消肿。方中薏苡仁,性味甘淡能健脾益胃,渗湿利水,其微寒而不伤胃、健脾而不碍湿,渗润而不过利,为优良的淡渗清补之品。薏苡仁还含有薏苡脂,对小鼠艾氏腹水癌细胞的生长有抑制作用,煎剂对多种癌细胞有阻止成长及杀伤作用。故常服本粥,对胃癌、肠癌、宫颈癌等有一定的防治作用,是癌症患者良好的辅助食品。薏苡仁还含有多种氨基酸、糖类、维生素、固醇等。粳米健脾益胃,合用煮粥,共奏健脾渗湿之功。

使用注意:本粥为清补健胃之品,功力较缓,食用时间需长,方可奏效。大便秘结及孕妇慎用。

(二)橘红糕

来源:《民间食谱》。

组成:橘红 50g,粘米粉 500g,白糖 200g。

制法用法:将橘红洗净,烘干研为细末,与白糖和匀备用。粘米粉适量,用水和匀,放蒸笼上蒸熟,待冷后,卷入橘红糖粉,切为夹心方块米糕,不拘时进食。

功效应用:燥湿化痰,理气健脾。适用于慢性支气管炎属痰湿所致,症见咳嗽痰多,色白清,胸脘痞闷,食欲减退者有疗效。

方解:本方所治证为脾虚气弱,痰湿内生,壅聚于肺所致,治宜健脾燥湿、理气化痰。方中橘红是成熟橘子外层红色果皮,味干微苦性温,气芳香而入脾肺,燥湿化痰、理气健脾、和胃止吐,为脾、肺两经气本药。辅之以黏米粉、白糖调理中焦脾胃之气,使脾能健运而湿自化。本糕以食代药,不仅化痰止咳,又能理气健脾,且甘美不腻,服食方便,实为痰湿咳嗽,气滞纳呆者之食疗佳品。

使用注意:肺阴不足,燥热有痰之咳嗽者不宜食用本品。

（三）瓜蒌饼

来源:《本草思辨录》。

组成:瓜蒌瓤(去子)250g,白糖100g,面粉100g。

制法用法:把瓜蒌瓤(去子)与白糖拌匀作馅,面粉发酵分成16份,包瓜蒌白糖馅做成包子,蒸熟或烙熟即可食用。每日早晚空腹各食1个。

功效应用:清肺祛痰。适用于肺郁痰咳,伴胸肋痛胀,咳嗽气促,咳痰黏稠或黏黄,咽痛口渴等,缓解胸痹症状。

方解:本方所治证为痰浊郁肺而咳,治宜清肺祛痰止咳。方中瓜蒌为葫芦科的果实,味甘苦性寒,入肺、胃、大肠经,功专清肺化痰,止咳润肠。面粉、白糖健脾益胃,可助瓜蒌化痰,又可矫正瓜蒌瓜瓤之异味,使人食之可口。

使用注意:脾胃虚寒成外感发热者不宜食用。

（四）昆布海藻煮黄豆

来源:《本草纲目》。

组成:黄豆100g,昆布30g,海藻30g。

制法用法:洗净黄豆,放入瓦煲内,加清水适量,文火煮至半熟;再将洗净切碎的昆布、海藻,与黄豆同煮至黄豆熟烂,调入油、盐、味精后可食用。

功效应用:清热化痰,软坚散结。适用于早期肝硬化属痰湿郁结、咳痰不出者;烦躁咽痛,咳痰黏稠,伴胸闷胁痛者;以及甲状腺肿大,瘿瘤痰结等。

方解:本方主治证系痰浊壅聚,而致坚结成块成团,治宜清热消痰、软坚散结。本方昆布、海藻均为浅海植物,具咸、寒特性,均有消痰、泄热、软坚散结的作用,于消痰软坚中且多联合运用,以增强功效。凡痰浊结聚、水肿臌胀等,常配合一起以软之、散之、泄之。黄豆则营养丰富,能入脾胃经而补脾胃,益气血。配昆布、海藻则能以健脾益气之力而助化痰结、消壅聚,使坚结易散,痰浊易化。

使用注意:糖尿病、脂肪肝或早期肝硬化属于脾胃阳虚者,不宜服用。

五、湿热体质

湿热体质是指湿热内蕴,以面垢油光、口苦、苔黄腻等湿热表现为主要特征的体质。形体特征中等或偏瘦。常见表现有面垢油光,易生痤疮,口苦口干,身重困倦,大便黏滞不畅或燥结,小便短黄,男性易阴囊潮湿,女性易带下增多,舌质偏红、苔黄腻,脉滑数等。心理特征:容易心烦急躁。发病倾向:易患疮疖、黄疸、热淋等病。对外界环境适应能力:对夏末秋初湿热气候,湿重或气温偏高环境较难适应。

湿为阴邪,滋腻难除,若湿与热合,则蕴结难解,当注意缓渐调理,勿求急功。湿热为病,药膳当以清淡为宜,避免油腻过重而黏腻滞邪,可食用冬瓜、甘蔗、莲藕、栀子仁等。水肿者宜少食盐,避免水湿进一步潴留。治当利湿退热为主,膳方如冬瓜粥、甘蔗白藕汁等。

(一)冬瓜粥

来源:《粥谱》。

组成:冬瓜 100g,粳米 100g,味精、盐、香油、嫩姜丝、葱适量。

制法用法:冬瓜洗净毛灰后,削下冬瓜皮(勿丢),把剩下的切成块。粳米洗净放入锅内,加入水适量煮粥。米粥半熟时,将冬瓜、冬瓜皮放入锅,再加适量水,继续煮至瓜熟米烂汤稠为度,捞出冬瓜皮不食,调好味精、盐、香油、姜、葱,随意食服。

功效应用:利湿消肿,清热止渴。适用于水肿胀满,脚气水肿,小便不利(包括慢性肾炎水肿、肝硬化腹水等),并可用于痰热喘嗽;暑热烦闷,消渴引饮;痈肿、痔漏、肥胖症等。

方解:本方所治之证为湿热壅盛或脾失健运,水湿内聚所致,治宜健脾利湿、消肿。方中冬瓜味甘、淡,性微寒,为药食两兼之品,是一种解热利尿较理想的日常食物,其子、皮、肉囊均可入药。冬瓜与粳米煮粥,既可养胃充饥,又可利水消肿;冬瓜粥可作为慢性胃炎、肝硬化腹水等病的常用粥食,可不拘数量,不按次数,随意服食。冬瓜含有蛋白质、糖类、维生素、胡萝卜素、矿物质(钙、磷、铁)等,药理实验证实,食用冬瓜粥后,在 2 小时以内有明显的利尿作用,因此为肾脏病、肥胖病、水肿病的理想食物。

使用注意:冬瓜以老熟(挂霜)者为佳。在煮粥时不宜放盐,不然会影响其利水消肿的效果。食用时可调盐适量。水肿患者宜较长时间服食。

(二)田基黄鸡蛋汤

来源:《中华药膳大宝典》。

组成:新鲜田基黄 60g,溪黄草 30g,鸡蛋 2 个。

制法用法:将田基黄、溪黄草洗净切碎,鸡蛋煮熟去壳,再将 3 味一齐放入瓦煲内,加清水适量,武火煮沸,待蛋熟去壳,再用文火煮 1 小时,调味,食鸡蛋饮汤。每日 1次,连食 30~60 天。

功效应用:疏肝利胆,解毒去黄。适应于急性黄疸型肝炎、急性胆囊炎、胆结石、胆道感染属湿热者,可见右肋疼痛,面目俱黄,色泽鲜明,脘腹微胀,胃纳欠佳,小便短黄,大便不畅,舌红苔黄,脉滑数等症。

方解:本方治证为湿蕴中焦,热结肝胆所致,治宜疏肝利胆、解毒退黄。方中田基黄为藤黄科植物地耳草的全草,又称地耳草、雀舌草,性味甘淡、微寒,甘淡能渗湿,性寒能清热,故有清热解毒、利湿退黄之功;单用或配伍鸡骨草、溪黄草等,可治急性黄疸型肝炎(湿热黄疸)。现代研究证明,田基黄含有黄酮类、内酯、酚类、糖类、蒽醌、鞣质等成分,对金黄色葡萄球菌、链球菌均有不同程度的抑制作用,故能用治急性胆囊炎、胆道感染等病。溪黄草性味甘苦,同属退黄要药,功能清泄肝胆、利湿退黄;与田基黄相配,功效互相促进,解毒去黄效果更佳。汤中鸡蛋,既可益阴护肝,使肝功能早日康复,又可缓和药性,防止寒凉伤胃。

使用注意:脾胃虚寒者不宜用,忌烟酒。

(三)甘蔗白藕汁

来源:《中华药膳大宝典》。

组成:甘蔗 100g,莲藕 100g。

制法用法:洗净甘蔗,去皮、切碎榨汁。洗净莲藕,去节、切碎、绞汁,每次取甘蔗汁、莲藕汁各一半饮用,每日 3 次,连服 3 天。

功效应用:清热利湿,凉血润燥。用于口渴心烦,肺燥咳嗽,大便秘结的热病,尿频、尿短、尿痛的急性膀胱炎、尿道炎,有小便不利,腰腹绞痛、尿中带血的尿道结石及老年人便秘等,均有疗效。

方解:本方证为湿热久蕴,损伤阴津所致。治宜清热利湿、生津凉血。方中甘蔗为禾本科植物的茎秆,含蛋白质、脂肪、甲基延胡索酸、琥珀酸、甘醇酸、苹果酸、柠檬酸、乌头酸、维生素及钙、磷、铁等元素。性味甘寒,入胃、肺经。藕为睡莲科植物的根茎,含淀粉、蛋白质、天门冬素、维生素 C、新绿原酸、过氧化物酶等,性味甘寒,入心、胃、脾经。两者均取汁用,甘凉清润,清香爽口,既善养阴润燥,其甘寒之性又长于清热利水,对于湿热所致诸症常有较好的疗效。

使用注意:甘蔗要黑皮蔗,莲藕要白嫩藕。脾胃虚寒者慎用。

(四)栀子仁粥

来源:《太平圣惠方》。

组成:栀子仁 100g,粳米 100g,冰糖少许。

制作用法:将栀子仁洗净晒干、研成细粉备用,粳米放入瓦煲内加水煮粥至八成熟时,取栀子仁粉 100g 调入粥内继续熬煮,待粥熟,调入冰糖,煮至溶化即成。每日 2 次温热服食,3 天为 1 个疗程。

功效应用:清热降火、凉血解毒。适用于肝胆湿热郁结阶段之黄疸,发热,小便短赤;热病烦闷不安,目赤肿痛,口渴咽干;血热妄行之吐血、尿血。

方解:本方证为湿热久郁肝胆所致,治宜清热降火,凉血解毒。方中栀子为茜草科常绿灌木栀子树的干燥成熟果实,性味苦、寒,入心、肺、胃经。现代研究发现,栀子有解热、镇静、降压等作用,又能促进胆汁分泌、降低血中胆红素,对多种细菌有抑制作用。用栀子与粳米做成药粥,主要用以清热解毒,清热燥湿,利胆退黄,且同时能护胃健脾。

使用注意:本粥偏于苦寒,能伤胃气,不宜久服多食。如体虚脾胃虚寒,食少纳呆者不宜服食。

六、血瘀体质

血瘀体质是指人经脉的血液不能及时排出和消散,而停留于体内,或血液运行不畅,瘀积于经脉或脏腑组织器官之内,从而出现一系列体质特点。以血行不畅,以肤色晦黯、舌质紫黯等血瘀表现为主要特征。形体特征:胖瘦均见。常见表现:肤色晦黯,色素沉着,容易出现瘀斑,口唇黯淡,舌黯或有瘀点,舌下络脉紫黯或增粗,脉涩。心理特征:易烦,健忘。发病倾向:易患症瘕及痛证、血证等。对外界环境适应能力:不耐受寒邪。

血是营养人体的重要物质,在正常情况下,周流不息地循行于脉中,灌溉五脏六腑,濡养四肢百骸。病理情况下,由于致病因素的影响,使血行障碍,造成血行不畅、瘀血内停,可用活血类药膳的防治。

凡以活血类药食为主制作而成,具有活血化瘀作用,以预防和治疗瘀血病症的药膳食品,均属于活血类药膳。

瘀血体质易发痛经、闭经、症积包块、外伤瘀肿疼痛、痹证血行不畅、瘀阻经脉之半身不遂、瘀血内停之胸胁疼痛、痈肿初起,以及产后血瘀腹痛、恶露不行等。调疗瘀血体质应以活血化瘀类药食为主,可适当配以理气之品。瘀久伤正者则与补养气血之药食同用。常用药食有益母草、红花、玫瑰花、当归、丹参、桃花、桃仁等;药膳方有益母草煮鸡蛋、桃花白芷酒、桃仁粥、丹参烤里脊、三七蒸鸡等。

(一)益母草煮鸡蛋

来源:《食疗药膳》。

组成:益母草 30~60g,鸡蛋 2 个。

制法用法:鸡蛋洗净,与益母草加水同煮,熟后剥去蛋壳,入药液中复煮片刻。吃蛋饮汤。每天 1 次。连用 5~7 天。

功效应用:活血调经,利水消肿,养血益气。适用于气血瘀滞之月经不调,崩漏,产后恶露不止或不下等。

方解:本方所治月经不调,为气血瘀滞所致,治亦活血养血调经。方中益母草辛苦而凉,入心包、肝经,功能活血、祛瘀、调经、消水,是治疗血热、血滞及胎产艰难之要药,故益母草为本方之主料;鸡蛋甘、平,入心、肾经,滋阴润燥,养心安神。两者相伍,化瘀与扶正并举,可活血补血,利水消肿。主要用于预防和治疗崩漏、痛经、闭经、产后恶露不下等;也可用于折伤内损有瘀血者,或尿血、肾炎水肿等。疼痛明显者可加入黄酒适量,血虚者加入红糖适量。

由于本方药性平和,无峻攻蛮补之弊,故亦可作为妇人产后调补之方,以助子宫整复。

使用注意:脾胃虚弱者不宜多食,多食令人闷满。

(二)桃花白芷酒

来源:《家庭药酒》。

组成:桃花 250g,白芷 30g,白酒 1000g。

制法用法:农历三月初三或清明节前后采摘桃花,特别是生长于东南方向枝条上的花苞及初放不久的花更佳。将采得的桃花与白芷、白酒同置入容器内,密封浸泡 30 日即可。每日早晚各 1 次,每次饮服 5 ~ 30 毫升,同时倒少许酒于掌心中,两手掌对擦,待手掌热后涂擦按摩面部患处。

功效应用:活血通络,润肤祛斑。主治瘀血所致的面部晦黯、黑斑、黄褐斑等。

方解:本方所治之证,为瘀滞血热所致,治宜活血通络、润肤祛斑。方中桃花味苦性平,入足阳明、手少阴、足厥阴经,功能活血利水、凉血解毒,为中医美容之要品。白芷辛温无毒,善治阳明一切头面诸疾。桃花与白芷相伍,可活血祛风、解毒消斑。酒剂可助药力,并适于久服,以缓缓图功。本品性质平和,制作方便,主要用于防治面部晦黯、黑斑、黄褐斑等,也可作为伤风头痛、眩晕等病的辅助治疗,外用可美颜色、润肌肤及防治皮肤燥痒诸症。

使用注意:妊娠期、哺乳期妇女及阴虚血热者忌服。

(三)桃仁粥

来源:《太平圣惠方》。

组成:桃仁(去皮尖)21 枚,生地黄 30g,桂心(研末) 3g,粳米(细研)100g,生姜 3g。

制法用法:生地黄、桃仁、生姜 3 味加米酒 180 毫升

The

共研,绞取汁备用。另以粳米煮粥,再下桃仁等汁,更煮令熟,调入桂心末。每日1剂,空腹热食。

功效应用:祛寒化瘀止痛。适用于寒凝血瘀之攻心痹痛、痛经、产后腹痛、关节痹痛等。

方解:本方所治诸痛,为寒凝血瘀,不通则痛,治宜化瘀通经、散寒止痛。方中桃仁苦甘性平,入心、肝、大肠经,功善破血行瘀、润燥滑肠,是治疗血瘀血闭引起的经闭、瘕痕、产后瘕痛、胸痹刺痛之专药。生地黄甘苦性凉,唐宋之前多用地黄活血通经,治疗寒热积聚、痹阻疼痛诸症。桂心辛热,助阳散寒、通脉止痛。生姜辛温,温散和中。4味配合,重在祛邪,可收化瘀、散寒、止痛之捷效,主要用于瘀血寒凝所致的心腹疼痛、痛经、产后腹痛、关节痹痛等症。以粳米煮粥,取其补中益气、健脾和胃之功,意在资生化源,祛邪不损正,临床也可作为冠心病、心绞痛、风湿性关节炎、类风湿关节炎、行经腹痛等病的辅助治疗。

使用注意:本方总以祛邪为主,不宜长时间服用。血热明显者可去桂心。平素大便稀溏者慎用。

(四)牛膝复方酒

来源:《太平圣惠方》。

组成:牛膝120g,丹参、杜仲、生地黄、石斛各60g,好白酒1500g。

制法用法:将5味药料共捣碎,放入瓷罐中,加入白酒浸泡,密封口,7天即成,去渣留酒备用。每服30毫升,每日1~2次。

功效应用:活血通络,补肾壮骨。主治关节不利,筋骨疼痛,肌肉酸痛,肾虚腰痛等。

方解:本方所治之证,为血脉瘀滞,肝肾不足所致,治宜活血化瘀、滋补肝肾、强筋壮骨。方中牛膝甘苦酸,性平,入肝、肾经,生用主活血化瘀、通络止痛,且性善下行,筋骨痛风在下者最宜。丹参苦而微寒,入心、肝经,功能活血通脉止痛。两味合用,可化瘀和络止痛,主治跌扑损伤等所致的瘀血凝滞之筋骨疼痛,尤长于治疗腰膝关节疼痛、屈伸不利。杜仲甘、微辛,性温,入肝、肾经,可补肝肾、益精气、坚筋骨,主治腰脊酸痛、脚膝行痛。生地黄为滋阴养血之上品,是古方治疗筋骨搏痛常备之品。石斛既可生津养胃,亦能益精补虚除痹,疗脚膝痛冷。酒为辛热之品,能御寒气、散湿气、通血脉、行药势。诸味共用,可化瘀血、除寒湿、通经络、补肝肾、益精气、壮筋骨,治疗血脉失和、肝肾不足所致的各种关节不利、筋骨疼痛、肌肉酸痛、肾虚腰痛等。

使用注意:牛膝为下行滑利之品,孕妇及梦遗、滑精、腹泻者忌服。

七、气郁体质

气郁体质是由于长期情志不畅、气机郁滞而形成的以性格内向不稳定、忧郁脆弱、敏感多虑为主要表现的体质。形体瘦者为多。常见表现有神情抑郁,情感脆弱,烦闷不乐,舌淡红、苔薄白,脉弦等。性格内向不稳定、敏感多虑。发病倾向:易患脏躁、梅核气、百合病及郁证等。对外界环境适应能力:对精神刺激适应能力较差;不适应阴雨天气。

《素问·至真要大论》的"逸者行之""结者散之"等,便成为本类药膳的立法依据。凡以理气类药物和食物为主组成,具有行气或降气等作用,用于治疗气滞或气逆病证的药膳,称为理气类药膳。理气类药膳以木香、砂仁、乌药、川楝子、郁金、柿蒂、竹节及橘皮、玫瑰花、月季花、生姜等药材或食品最为常用,代表方剂如姜橘饮、良姜鸡肉炒饭等。

本类药膳使用时应注意:气郁证有虚实之分,本类方剂主治实证,不宜于虚证,勿犯虚虚实实之戒。若气郁兼见气虚,可于行气药膳中加入补气的药材与食品。本类药膳多辛温香燥,易于伤津耗气,应适可而止,勿使过剂;同时,对气滞兼阴液亏损者及孕妇均应慎用。

(一)姜橘饮

来源:《家庭食疗手册》。

组成:生姜60g,橘皮30g。

制法用法:水煎取汁,代茶饭前温饮。

功效应用:理气健中,除满消胀。适用于脾胃气滞引起的脘腹胀满。

方解:本方治证为痰湿阻滞或脾胃虚弱,致使中焦脾胃气滞引起,症见胸部满闷,脘腹胀满,不思饮食或食后腹胀,或口淡无味,苔薄或稍腻等,治宜理气健中、燥湿化痰、除满消胀。方中生姜味辛、性温,入肺、脾、胃经,除有发汗解表、散寒止咳的作用外,还有健胃理气、降逆止呕的功效。现代研究发现,生姜煎液能引起消化液的分泌增加,并能抑制异常发酵,使肠张力、节律及蠕动增加,可用于积气的排出与肠胀气引起的疼痛;生姜浸液及从生姜中分离出的成分的混合物都有比较明显的止呕作用。橘皮苦、平,入肺、脾二经,有较好的行气健胃的作用,因其味苦,故也有燥湿化痰之功。两者合用即有健中理气、燥湿化痰、消胀止呕的作用,临床适用于痰湿滞中,中虚气滞之脘腹胀满或胃寒型呕吐,类似于消化不良、胃肠功能紊乱,或急性胃肠炎、神经性呕吐等的调治。

(二)玫瑰花佛手茶

组成:玫瑰花蕾3钱,佛手3钱。

制法用法:先将佛手洗干净加水约30分钟后去渣,以佛手汁泡玫瑰花代茶服。

功效应用:疏肝解郁、理气宽胸。对精神抑郁、焦虑烦躁、胸脘闷不舒都很有裨益。

方解:方中玫瑰花味甘,味苦性温,具有行气解郁之功效;佛手味辛苦性温,具有理气和中,疏肝解郁、燥湿化痰之功效,它既可助玫瑰花疏肝解郁之力,又可行气导滞,调和脾胃。共奏疏肝解郁、宽胸理气之功效。

(三)柚皮醪糟

来源:《重庆草药》。

组成:柚子皮(去白)、青木香、川芎各等分,醪糟、红糖各适量。

制法用法:前3味制成细末,每煮红糖醪糟1小碗,兑入药末3~6g,趁热食用,每日2次。

功效应用:理气解郁,和胃止痛。适用于肝胃不和所致的脘胁疼痛,并见胸胁胀闷疼痛,嗳气呃逆,不思饮食,精神郁闷成烦躁,脉弦等。

方解:本方所治属于肝郁气滞,肝胃不和,气滞血瘀兼寒凝所致,治宜疏肝和胃、温散寒郁、理气止痛。柚子皮厚,较耐存,是常年清口爽神的水果,柚子皮辛苦性温,功能宽中理气、消食化痰、温中止痛,主治寒湿、痰食阻滞中焦所致脘腹满闷冷痛、纳差纳呆等症。青木香味辛苦、性温,入肝、胆、脾、胃及大肠经,行气止痛,温中和胃,常用于肝郁气滞,肝胃不和等所致脘腹胀满疼痛、食不消化,或呕吐泄泻等的治疗。川芎为血中气药,不但长于活血,还能行气散郁止痛。醪糟、红糖既温经散寒和血,又健脾益胃和中。全方合用,共奏疏肝理气、温中散寒、行气止痛之功,对肝胃气滞血瘀兼寒湿的病症,颇为有效。

(四)五香酒料

来源:《清太医院配方》。

组成:砂仁、丁香、檀香、青皮、薄荷、藿香、甘松、三奈、官桂、大茴香、白芷、甘草、菊花各12g,红曲、木香、细辛各1.8g,干姜1.2g,小茴香1.5g,烧酒1kg。

制法用法:上药以绢袋盛好,入烧酒中浸泡,10日后可用。每日早晚各饮1次,一次饮20~30毫升,忌食生冷、油腻等物。

功效应用:醒脾健胃,散寒止痛,芳香化湿,发表散邪。适用于脾胃气滞所致脘腹胀痛、食欲减退等症,也可用于寒凝肝郁、疝气疼痛、阴暑证头身疼痛、恶食呕恶等的治疗或辅助治疗。

方解:本方主治证有三:一是寒郁凝结、痰饮阻滞、饮食积滞等所致的脾胃气滞证;二是寒湿凝滞、肝气郁结引起的疝气疼痛;三是暑季内有暑湿,而又贪凉感寒,由此形成的内有湿阻状、外有风寒表现的证候,即阴暑证。方中砂仁辛、温,归脾、胃经,其行气调中、醒脾和胃之功,是治疗脾虚湿困、气机阻滞所致脘腹胀痛、食欲减退的佳品。红曲即真菌紫色红曲霉寄生在粳米上而成的红曲米,味甘性温,入肝、脾、胃经,有健脾消食、活血化瘀的作用。砂仁、红曲醒脾健胃,合木香、丁香、檀香及青皮理气导滞、消胀止痛。薄荷、藿香、甘松、三奈芳香化湿、避除秽浊。干姜、官桂、大小茴香暖肝、散寒、止痛,木香、青皮除行脾胃气滞、治脘腹胀痛外,也具疏肝破气之功,可治疝气疼痛。细辛、白芷并藿香发散风寒。甘草调和诸药,菊花性凉,能缓解上药辛温伤阴耗液之弊。酒为辛温之品,既可助细辛、白芷、藿香等解散表邪,又与红曲一起温通血脉,取"气病治血"之义。以上各味合用,即具调中理气导滞、疏肝散寒止痛与散风寒化暑湿的综合作用,所以可用于脾胃气滞证、寒凝肝郁疝气疼痛和阴暑证的治疗。

　　使用注意:由于以上各方辛温香燥的药、食居多,因此阴虚火旺者不宜使用。

第五章　顺经调理

"顺经调理"，就是运用针刺、艾灸、推拿等方法，刺激经络、穴位，以激发经气，达到调和气血、旺盛代谢、通利经络、增进人体健康等目的的一种养生方法。

本章分别从十四正经及常用穴位介绍其具体运用方法。

第一节　顺经调理概论

经络，是经脉和络脉的总称。经络是运行全身气血，联络脏腑形体官窍，沟通上下内外，感应传导信息的通路系统，是人体结构的重要组成部分。"经络"是联系脏腑和体表及全身各部(沟通上下内外)的通道。如果把经络比作一幅城市地图，经脉是主干线，主要在人体深部纵行，路线固定，络脉就是旁支，在人体表浅部位纵横交错，遍布全身，经络在人体里构成了一张交通大网。人体有14条主干线，为手足十二经脉和任、督二脉，合在一起称为"十四正经"，还有无数条络脉。经络内联脏腑，外接四肢百骸，可以说身体的各个部位，脏腑器官、骨骼肌肉、皮肤毛发，无不包括在这张大网之中。《黄帝内经》里说经络能"决生死，处百病，调虚实"，所以"不可不通"。调理经络的作用为什么这么重要呢？我们首先来看"决生死"。"决"就是判断的意思，也就是说经络能够判断生死,从经络上可以判断出这个人的生命力,是死、是活。"处"就是治疗的意思,即经络可以治疗各种疾病,疏通经络就可以治百病。在中医里面讲求的是阴阳平衡,气血运行不多也不少是人体的健康状态。"调虚实"即经络能够调节人体气血阴阳的虚实,使人处在健康的状态。所以中医医家常说"经络是个宝,一通身体好""命要活得长,全靠经络养"。经络必须通畅,如果经络不通,人就会得病。如果把经络通了,就能治好病,人也就有活力了。

顺经调理,就是运用针刺、艾灸、推拿等方法,刺激经络、穴位,以激发经气,达到调和气血、旺盛代谢、通利经络、增进人体健康等目的的一种养生方法。

人体有六脏(心、肝、脾、肺、肾五脏,再加心包)六腑(胃、小肠、大肠、膀胱、胆、三焦),每个脏腑都连接着一条经络,为手足三阴经和手足三阳经等十二经脉。腧穴,又称"穴位",是人体脏腑、经络之气输注于躯体外部的特殊部位,也是疾病的反应点和针灸等治法的刺激点。经络名称由手足、阴阳和脏腑三部分组成,"手足"表示经脉在上、下肢分布的不同;"脏腑"表示经脉的脏腑属性;"阴阳"表示经脉的阴阳属性。十二经络的分布及循行规律为:手三阴经从胸走手,行于上肢内侧,在手指末端与手三阳经交接;手三阳经从手走头,行于上肢外侧,在头部与足三阳经交接;足三阳经从头走足,行于下肢外侧,在脚趾末端与足三阴经交接;足三阴经从足走腹,行于下肢内侧,交手三阴经。

十二经脉的气血从肺经开始至肝经,再复从肺经而逐经相接,从而构成了周而复始、如环无端的传注系统。每一条经脉皆主治相应脏腑的病症,故有医家"定经不定穴""宁失其穴，不失其经"。

以下我们按十二经脉的流注次序，再加上任督二脉的循行路线和主要腧穴，分经介绍十四正经的循经调理。

第二节　十四正经及常用穴位

一、手太阴肺经

(一)循行路线

手太阴肺经的循行路线，在体内起于中焦，下络大肠，返循胃口，上膈属肺；在体表从胸前壁外上方，沿上肢内侧前缘下行，止于拇指桡侧端。始于中府穴，结束于大拇指少商穴。支脉从腕后到食指桡侧端，与手阳明大肠经相接。属肺，络大肠，并与胃、气管、喉咙联系。手太阴肺经的亚健康症状主要分为两类：易发咳嗽，气喘，咽喉肿痛，胸部闷痛等肺系症状；肩背痛，肘臂挛痛，手腕痛等经脉循行部位的疼痛不适的症状。

(二)常用腧穴

本经共 11 个穴位，分别为中府、云门、天府、侠白、尺泽、孔最、列缺、经渠、太渊、鱼际、少商。下面重点介绍几个常用的腧穴。

1. 中府穴

定位：胸前壁外上方，前正中线旁开 6 寸，平第一肋间隙处。右手三指(食、中、无名)并拢，平放于胸窝上，中指指腹下(锁骨外端)即是。中府为中气之府，脾肺之气穴，是中气即脾肺之气汇集之处。此穴是手太阴肺经、足太阴脾经交会之处，所以经常按摩、拍打或艾灸调理，可兼治脾肺两脏之证,能健脾益肺。对于腹胀、肩背痛、消化不良、轻微水肿、咳喘等亚健康症状有很好的调理作用。

2.天府穴

定位:上臂外侧,腋横纹下 3 寸。简便取穴方法:两手平举,转头鼻尖点到手臂的位置。功能:鼻气通于天,肺开窍于鼻,是治疗过敏性鼻炎的要穴。调理方法,用大拇指指腹点按或用手掌拍打穴位。

3.尺泽穴

定位:肘横纹外侧边,肱二头肌腱桡侧凹陷处。仰掌,微屈肘,在肘横纹中可摸到肱二头肌腱,其桡侧凹陷处为此穴。泽是阳光雨露滋润的意思,尺泽穴中泽指肾脏,尺泽是灌溉肾脏之意,是补肾要穴。经常点按拍打此穴可调理高血压、哮喘、气逆引起的吐泻、肘臂挛痛等亚健康症状。

4.孔最穴

定位:尺泽与太渊穴的连线的中点偏上 1 寸,腕横纹上 7 寸。孔最穴能降气止血,是肺经郄穴,对急性咳嗽、急性咽喉痛有治疗作用,是治鼻出血、咯血、痔疮的要穴。感冒不出汗刺激孔最穴有助于发汗。此穴的日常调理方法为按摩、拍打或艾灸刺激。

5.列缺穴

定位:腕横纹上 1.5 寸,桡骨茎突上方。简便取穴方法:两手虎口垂直交叉,一手食指按在另一手桡骨茎突上,指尖下凹陷处即是。具有祛风宣肺,通络止痛作用。主治头项强痛,咳嗽气喘,咽喉肿痛,口眼歪斜,牙痛等病。列缺为八脉交会穴,通任脉,为四总穴之一。中医歌诀有"头项寻列缺",意思是指头项部病痛可找列缺穴来治疗。

6. 太渊穴

定位:腕掌侧横纹桡侧,桡动脉搏动处。功能:是肺经原穴,补肺气的大穴。肺气虚,气喘,按揉这个穴,补肺气效果非常好。也是八脉之脉会穴,肺朝百脉,人体之脉在这里汇集,无脉症、静脉曲张、心血管病与脉有关的病症都可通过按摩此穴得以缓解。

7. 鱼际穴

定位:第一掌骨中点桡侧,赤白肉际处。手掌根部连着大拇指的肌肉外边缘,形似鱼肚边,又称大鱼际。功能:清虚热,消痞积,是肺经的荥穴。治疗咳嗽、喘促、心中烦热、掌中热、小儿积食,可针灸或按摩鱼际穴。

8. 少商穴

定位:拇指桡侧,距拇指外侧指甲角0.1寸。功能:清喉利咽,开窍止痉。少商穴是治疗咽喉痛的要穴。咽喉痛不分虚实,用三棱针轻轻点刺挤出一点血来,症状能很快缓解。少商穴还经常用于中风、昏迷、中暑、高热抽搐、癫痫的急救。

手太阴肺经腧穴的特殊作用:尺泽治胃肠病,孔最治咯血,列缺治头项病,太渊治无脉症,少商治急症、热病。

二、手阳明大肠经

(一)循行路线

手阳明大肠经的循行路线,起于食指桡侧端商阳穴,经手背拇指食指之间上行至手臂外侧前缘到肩膀,再经颈部到面颊,左右交会于人中穴,止于对侧鼻翼旁的迎香穴。体内络肺,下膈,属大肠。接肺经于手指端,胃经于鼻翼旁,联络大肠、肺、下齿、口、鼻等脏器。手阳明大肠经主治的疾病主要分为三类:腹痛、肠鸣、泄泻、便秘、痢疾、咳嗽、气喘和热病等经脉络属的脏腑病症;头面、五官、咽喉等疾病,如齿痛、面瘫、咽喉肿痛、食指挛痛;上肢不遂,肩痛不举等经脉所过部位病症。

(二)常用腧穴

本经共 20 穴,分别为商阳、二间、三间、合谷、阳溪、偏历、温溜、下廉、上廉、手三里、曲池、肘髎、手五里、臂臑、肩髃、巨骨、天鼎、扶突、口禾髎、迎香。下面重点介绍几个常用的腧穴。

1. 商阳穴

定位:在食指桡侧末节桡侧,距指甲角 0.1 寸。在食指指甲盖的前侧边,治疗急性胃肠炎、便秘、急性咽喉肿痛、下齿痛、食指麻木效果好。指甲掐按、浅刺、点刺放血或艾灸均可。

2. 合谷穴

定位:在手背第 1、2 掌骨间,当第 2 掌骨桡侧的中点处。简便取穴方法:将对侧拇指指关节横纹放在拇、食指之间的指蹼缘上,屈指当拇指尖处为穴;或拇指与食指并拢,第 1、2 掌骨间肌肉隆起之顶端。合谷穴具有镇静止痛,通经活络,清热解表的作用。人们常说“面口合谷收”,合谷穴主治头痛、目赤肿痛、齿痛、鼻衄、口眼歪斜、耳鸣耳聋等头面五官诸疾,发热恶寒等外感病症,痛经、闭经、滞产等妇产科病症。止面部痛、牙痛最有效。

3. 阳溪穴

定位:在腕背横纹桡侧,拇指上翘起时,当拇短伸肌健与拇长伸肌腱之间的凹陷中。具有清热散风,通利关节的作用。主治鼻炎、耳聋、耳鸣、结膜炎、角膜炎五官系统疾病;神经麻痹、癫痫等神经系统疾病;腕关节及周围软组织疾病。经常按摩效果非常显著。

4. 曲池穴

定位:在肘横纹外侧端,当曲肘成90°时,肘横纹尽头处与肱骨外上髁连线的中点处。当曲肘大于90°时,在肘横纹尽头处。是大肠经的合穴,合穴治疗脏腑病,曲池穴擅长治疗脾胃疾病,有清热和营,降逆活络的作用,主治高血压、皮肤病、便秘等疾病。每日按压曲池穴1~2分钟,使酸胀感向下扩散,有预防高血压的作用。

5. 肩髃穴

定位:在肩部,三角肌上,臂外展或向前平伸时,当肩峰前下方凹陷处。这个穴是人体最易受风寒的穴位。主治肩臂痛,上肢不举,上肢不遂,肩中热,瘰疬,风热瘾疹,牙痛等病症。现多用于肩周炎、上肢瘫痪、臂神经痛等。个人保健多选用按摩、艾灸和拔罐等方法。

6. 迎香穴

定位:在鼻翼外缘中点旁,当鼻唇沟中。具有祛风通窍,理气止痛的作用。主要治疗鼻部疾病。经常运用指腹按摩,能治疗鼻塞、鼻炎、鼻出血等病症。

手阳明大肠经腧穴的特殊治疗作用。合谷穴擅长治疗头面五官、妇产科及胃肠疾病。曲池穴善治热病,为退烧、治疗皮肤病疮疡瘙痒、半身不遂和肩周炎要穴。治疗肩关节疾病首选肩髃穴。迎香穴是鼻部疾病的要穴。

拍打疏通手阳明大肠经有两个显著功效:一方面打通大肠经可防治皮肤病。肺与大肠经脉相互络属,互为表里,肺主皮毛,皮肤及毛发的状况反映了肺经与大肠经的生理与病理状态。肺气虚弱,外受风邪,郁闭体内不能及时发散出去,就影响肺与大肠经的气血运行。所以要治荨麻疹、痘疹、湿疹、手肿胀等皮肤病,就要疏通大肠经的腧穴,如在曲池等穴位上运用刮痧法以通经络;另一方面打通大肠经有很好的通便效果。整条大肠经都可以通过敲打、按摩取得通便的效果。

三、足阳明胃经

(一)循行路线

足阳明胃经的循行路线,从头走足,最后与足太阴脾经相接于足大趾内侧端(隐白)。起于鼻孔两侧(迎香),上行到鼻根部,先往上绕眼睛一圈,再往下经嘴边到下颌;沿下颌往上经耳朵边往上至头顶额上;再从下颌点往下经脖子到锁骨,再直下经乳头后又拐入胸中心线旁开2~3寸位置,笔直下至阴部边缘上方,再转入大腿中线直下到脚腕,经脚背到第二足趾尖的外侧端厉兑穴。足阳明胃经与胃、脾、鼻、齿、口唇、咽喉等脏器相联络。主要治疗胃肠病,头面、五官病症,经脉循行部位的其他病症。经常循着胃经体表循行路线拍打胃经,有助于疏通足阳明经气。每天用手指指腹依次敲打面部、轻拍脖子两侧、胸前,空拳拍打大腿正面外侧及小腿胫骨外侧的整个胃经,不仅有助于消化,而且有很好的美容效果。

点按胃经上的4个常用穴(梁丘、足三里、丰隆、下巨虚)治疗胃肠病效果非常好。急性胃痛或慢性胃痛的急性发作,马上用力点按梁丘穴有立时止痛的奇效;如果疼痛的位置偏于胃脘,要加揉按足三里;疼痛偏下则加揉下巨虚。若属于慢性胃肠病的治疗,丰隆穴则效果最好。

(二) 常用腧穴

本经脉腧穴有 45 个,分别为承泣、四白、巨髎、地仓、大迎、颊车、下关、头维、人迎、水突、气舍、缺盆、气户、库房、屋翳、膺窗、乳中、乳根、不容、承满、梁门、关门、太乙、滑肉门、天枢、外陵、大巨、水道、归来、气冲、髀关、伏兔、阴市、梁丘、犊鼻、足三里、上巨虚、条口、下巨虚、丰隆、解溪、冲阳、陷谷、内庭、厉兑。几个常用的腧穴如下:

1. 承泣穴

定位:在面部瞳孔直下,当眶下缘与眼球之间。主治眼睑𬌗动、目赤肿痛、夜盲、迎风流泪等目疾,口眼㖞斜,面肌痉挛。

2. 四白穴

定位:在面部瞳孔直下,当眶下孔凹陷中。主治目疾、面部病证、头痛、眩晕。经常用食指指腹按揉承泣穴与四白穴,有明目防治近视的作用。

3. 地仓穴

定位:在面部口角外侧,上直对瞳孔。主治口眼歪斜、流涎、三叉神经痛等局部病症。

4. 颊车穴

在下颌角前上方约一横指,按之凹陷处,当咀嚼时咬肌隆起最高点处。主治齿痛、牙关不利、颊肿、口角歪斜等局部病症。口眼歪斜时间较长者,多选取地仓透颊车的针刺方法。

5. 天枢穴

定位:在腹中部,距脐中 2 寸。对肠道功能有双向调节作用,可治腹痛、腹胀、肠鸣泄泻、便秘等病症。如果有肠胃病尤其是慢性结肠炎或便秘,这个穴会很痛,可经常点按、按摩或艾灸此穴以防治。

6. 梁丘穴

定位:在膝盖之上 2 寸,屈膝,在大腿前面,当髂前上棘与髌底外侧端的连线上,髌底上 2 寸。也可找敏感点。梁丘穴是胃经的郄穴,治急性症。能治急性胃痛和妇女急性乳腺炎。胃痛急性发作,用拇指用力点按此穴,止痛效果很快。

7. 足三里

定位:在小腿前外侧,当犊鼻(膝眼)下 3 寸,距胫骨前缘一横指(中指)。强壮保健要穴之一,又称为长寿穴。主要功能如下:①补中益气。足三里有补中益气的作用,中气不足者还可配合肺经的"中府穴"拍打、按摩或艾灸。②止痛作用。足三里的止痛作用非常强,主用于腹部疼痛。③止泄作用。足三里最显著的作用就是止泻,对于脾胃虚弱型腹泻、虚寒性腹泻、食积性腹泻等,拍打、按摩或艾灸皆有良效。④健脾和胃的作用。脾胃虚弱型,或脾胃虚寒型胃病,针灸效果良好。足三里还是胃肠的消气穴,它消的是肠胃之气,如消化不良产生的浊气。而肝经上的太冲穴也是消气穴,但它消的是肝胆之气,肝火过旺可按此穴。⑤增加食欲的作用。足三里有增强食欲的作用,能明显增加人的饭量,尤适于小儿食欲减退者。⑥祛风湿。足三里为胃经合穴,阳明胃经能利湿,治疗各种风湿症,可作为配穴。健脾强胃,以利湿气,所谓治病求本也。⑦痿痹之证。《内经》有治痿独取阳明之说,阳明胃经多气多血,阳明经旺又善能滋生气血,气血健旺,经络充盈,其痿自起。足三里所入为合,内合于脾胃脏腑,外联络于经脉,为治痿之要穴也。

8. 上巨虚穴

定位:足三里往下3寸处。功能:治大肠疾病。

9. 下巨虚穴

定位:足三里下6寸处。功能:治小肠疾病,小腹痛。如腹痛是靠近肚脐眼附近的,揉此穴效果最好。

10. 丰隆穴

定位:在小腿前外侧,当外踝尖上8寸,距胫骨前缘二横指(中指)。是一个化痰要穴,体内痰湿比较重的人,要常按丰隆来化痰排湿。

11. 内庭穴

定位:在足背,当第2、3趾间,趾蹼缘后方赤白肉际处。主治齿痛、咽喉肿痛、鼻衄、吐酸、腹泻、痢疾、便秘等五官及脾胃热性病症。多使用针刺、掐按或艾灸的方法。

手阳明大肠经腧穴的特殊治疗作用:承泣以治疗局部眼病为主,四白为治疗头面疾患的要穴,地仓多用于颜面局部病症治疗,颊车主要治疗面部及口腔部病症,天枢为治疗肠胃病和妇科疾病要穴,梁丘是治疗胃脘部急性疼痛和乳痈要穴,足三里是强壮保健、急救、抗衰老和治疗肚腹病症、下肢痿痹要穴,丰隆为治痰要穴,内庭主要治疗胃火炽盛的病症。

四、足太阴脾经

(一)循行路线

足阳明胃经的循行路线由脚走头,起于足大趾内侧端,沿足内侧、小腿内侧中间(在内踝上8寸交到足厥阴肝经之前)上行于小腿及大腿内侧前缘,经腹部(前正中线旁开 4 寸)和胸部(前正中线旁开 6 寸)上行,止于腋下第六肋间。分支:从胃上膈,注心中,与手少阴心经相接。体内:进入腹内,属脾,络胃,过横膈,挟咽两侧,连舌根,散布舌下。与脾、胃、心、咽、舌等脏腑器官密切联络。主治胃肠病、妇科病、前阴病和经脉循行部位的其他病症。

(二)常用腧穴

本经脉腧穴有 21 个,分别为隐白、大都、太白、公孙、商丘、三阴交、漏谷、地机、阴陵泉、血海、箕门、冲门、府舍、腹结、大横、腹哀、食窦、天溪、胸乡、周荣、大包。几个常用的腧穴如下:

1. 隐白穴

定位:足大趾内侧趾甲角 0.1 寸。有摄气止血的功效,擅长治疗月经过多,崩漏、便血、尿血等出血性疾病,常用按摩或艾灸的方法。

2. 太白穴

定位:足内侧缘,当足大趾本节(第 1 跖趾关节)后下方赤白肉际凹陷处,是脾经的原穴。经常按揉有健脾的作用,功效等同"山药薏米粥"。

3. 公孙穴

定位:第一跖骨基底的前下方,赤白肉际处。用大拇指由太白穴向脚跟推,隆起的骨头边上即是。主治胃痛、呕吐、腹痛、腹泻、痢疾等脾胃肠腑病症,心烦失眠、狂证等神志病症,奔豚气等冲脉病症。如果因暴饮暴食引起胸闷腹胀,可以按揉公孙穴,它能促进胃肠蠕动,有助于通气消胀。

4. 三阴交穴

定位:内踝尖上 3 寸,胫骨内侧面后缘。为肝脾肾三条经络的交会穴,能健脾调肝补肾,偏于补益肝肾,调经止带。治疗月经不调、阳痿、遗精。

5.阴陵泉穴

定位:胫骨内侧髁后下方凹陷处。为治湿第一要穴。具有健脾益气、利水行湿、祛邪散滞、舒筋活络的功效,主治脾不运化水湿病证和膝痛。偏于通利下焦,利湿。治疗小便不利、水肿。

6.血海穴

定位:髌骨内上缘上 2 寸,股四头肌内侧头的隆起处。一人屈膝,另一人以左手掌心按于患者右膝髌骨上缘,拇指尖下是穴。血海是气血汇集的地方,治疗血证、月经病及皮肤病。按摩和艾灸血海擅长治疗治腰以下血证。

7.大横穴

定位:在腹中部,与肚脐相平,距脐中 4 寸。主治腹痛、腹泻、便秘等脾、胃、大小肠疾病。

脾经穴位在小腿内侧胫骨后缘分布较多,脾气虚弱,如果经常消化不良或便秘,可以经常按摩脾经以健脾和胃。方法是:按照脾经循行路线从下往上按摩,一定要记住离穴不离经,哪个穴位敏感,就重点按哪个穴位。另外,沿着腿部内侧按揉脾经,对痛风也有治疗作用。

五、手少阴心经

(一)循行路线

手太阴心经起于腋窝的极泉穴,沿上肢内侧后缘下行,止于小指桡侧端少冲穴(交小肠经)。属心络小肠,并与肺、咽喉、眼等脏器联系密切。心主血脉,主神志,心经主治心胸病和经络所经过部位的病症,即所谓"经脉所过,主治所及";另外,心主神志,手少阴心经经络与腧穴还具有安神定志的作用,经络疏通与腧穴的调理还有助于缓解精神与神志疾病,比如焦虑、睡眠、神经衰弱等。

（二）常用腧穴

本经脉腧穴有 21 个,分别为极泉、青灵、少海、灵道、通里、阴郄、神门、少府、少冲。几个常用的腧穴如下:

1. 极泉穴

定位:上臂外展,在腋窝正中,腋动脉跳动处。极泉穴为上肢针麻穴,用大拇指点按时轻轻拨动,手臂到手指有电麻感。经常点按、按摩此穴对心绞痛、心肌炎等心血管疾病、肩臂肋间疼痛等病症,具有通络强心的保健调理作用。自我保健方法:按摩,以中指指尖按压穴位,早晚左右各揉按 1 ~ 3 分钟,先左后右;艾灸,温和灸,10 ~ 20 分钟,每日 1 次。

2. 少海穴

定位:屈肘,当肘横纹内侧端与肱骨内上髁连线的中点处取穴。此穴是心经的合穴,有宁神通络作用。主治心病、神志病、肘臂腋项部痛、瘰疬。自我保健方法:按摩,以大拇指指腹按压穴位,早晚左右各揉按 1 ~ 3 分钟;拍打,用掌拍法拍打穴位 40 次,每日 1 次。经常按摩还对心率过快、高血压、失眠等病有很好的调理作用。

3. 通里穴

定位:仰掌,在尺侧腕屈肌腱的桡侧缘,腕横纹上 1 寸。为心经络穴,具有联络表里两经的作用,主治热证虚烦,心悸怔忡,暴喑,舌强不语。自我保健方法:用拇指指甲尖垂直掐按穴位,每次 3 ~ 5 分钟。

4. 阴郄穴

定位:仰掌,在尺侧腕屈肌腱的桡侧缘,腕横纹上 0.5 寸。为心经郄穴。郄穴是各经经气所深聚的地方,大多分布在四肢肘膝以下。阴经郄穴多治血证,阳经郄穴多治急性疼痛。除主治心痛惊悸、烦躁失眠等心病外,还擅治骨蒸盗汗、吐血、衄血等血证。自我保健方法:用拇指指甲尖垂直掐按穴位,每次 3~5 分钟。

5. 神门穴

定位:仰掌,在尺侧腕屈肌腱的桡侧缘,腕横纹上取穴。为心经的原穴、输穴。十二经脉在腕、踝关节附近各有一个重要经穴,是脏腑原气经过和留止的部位,称为"原穴",阴经五脏之原穴,即是五腧穴中的输穴。原穴有调整其脏腑经络虚实各证的功能。此穴有镇静安神、宁心通络的作用,是治疗心脏病的重要穴位,也是治疗健忘、多梦、失眠、痴呆等病的特效穴。长期按压此穴,对防治心脏病、神志病、老年痴呆症及腕关节病症有很好的调理保健效果。自我保健方法:用拇指指甲尖垂直掐按穴位,每次 3~5 分钟。

6. 少府穴

定位:在手掌面,第 4、5 掌骨之间,握拳时,当小指尖下即是。此穴有宁心神、调神志的作用,主治心悸、胸痛、心律不齐等心脏病;遗尿、小便不利、女性阴道瘙痒、男性阴囊湿疹等病,以及小指挛痛、掌中热等经脉循行疾病。少府穴是心经的火穴,心经的湿热证、火证如口舌生疮、小便黄赤可通过针刺、掐按、按摩来调理。自我保健方法:按摩,以大拇指指甲垂直掐压穴位,早晚左右各揉按 3~5 分钟;艾灸,温和灸,每次 15~20 分钟,每日 1 次。

7.少冲穴

定位:在小指桡侧指甲角旁 0.1 寸。为心经井穴,井穴一般都是治疗急症、热证的。少冲具有醒神开窍的功能,主治心悸、心痛、胸胁痛、高热、癫狂、昏厥等急症。通常采用针刺放血的方法。自我保健方法:按摩,以大拇指指甲垂直掐压穴位,早晚左右各掐按 3～5 分钟;艾灸,温和灸,15～20 分钟,每日 1 次。

手少阴心经是一条防治冠心病、心绞痛等心血管疾病和失眠、健忘、痴呆等神志病的经络。平时经常按摩拍打有很好的保健效果,可按照经脉循行的部位依次用手掌空心拍打极泉穴至神门穴,每穴拍打 30 次,先左后右,长期坚持对心脏病及神志病有很好的调理保健作用。

六、手太阳小肠经

(一)循行路线

手太阳小肠起于小指尺侧端,沿上肢外侧后缘上行,经肩,绕肩胛,上颜面,过目外眦至耳屏前。支脉从颧部至目内眦,与足太阳膀胱经相接。它是唯一的一条既到达目内眦(睛明穴),又到达目外眦(瞳子髎)的经脉。属小肠络心,联络小肠、心、胃、咽、目、耳等脏器。主治耳鸣、耳聋、头痛、目翳、咽喉肿痛等五官疾病,发热、疟疾、黄疸等热病,肘臂痛、肩背痛、颈项强痛等经络循行疾病。

(二)常用腧穴

本经脉腧穴有 19 个,分别为少泽、前谷、后溪、腕骨、阳谷、养老、支正、小海、肩贞、臑俞、天宗、秉风、曲垣、肩外俞、肩中俞、天窗、天容、颧髎、听宫。几个常用的腧穴如下:

213

1. 少泽穴

定位:在手小指末节尺侧指甲角旁 0.1 寸。为小肠经井穴,有醒神止痛的功效。用于治疗高热、昏迷、中风等热证,紧急情况采用指甲掐按或针刺放血的方法,通常用三棱针刺血放血效果较好,挤出一点血即可。还可用于头痛、项强、咽喉肿痛、耳鸣耳聋、乳痈初起、乳汁少等病的保健调理。自我保健方法:指甲尖垂直轻轻掐按,每次 1～3 分钟;艾条温和灸,15～20 分钟,每日 1 次。

2. 后溪穴

定位:在手掌尺侧,微握拳,当小指本节(第五掌指关节)后的远侧掌横纹头赤白肉际。为小肠经腧穴,八脉交会穴,通督脉。主治心经的一些五官疾病(耳聋、目赤肿痛、目翳、咽喉肿痛)和热病(疟疾、盗汗)等疾病以外,督脉上的疾病也可通过后溪穴来调治,如头项强痛、落枕、腰痛及抑郁忧虑、癫狂、痫证。自我保健方法:按摩,大拇指垂直向着掌心方向下压穴位,每次掐按 1～3 分钟;拍打,用手掌拍打穴位,每次 30 次;对敲,双手握拳,后溪对敲,每次 30 次;桌上揉滚,双手握拳后溪穴接触桌面轻轻揉滚,每次 5～10 分钟。

3. 养老穴

定位:当尺骨小头近端桡侧缘凹陷中。简易取穴:把手放平,掌心向下,用另一只手的食指按在尺骨小头的最高点上,然后掌心转向胸部,食指指腹滑入凹陷中即是。此穴有舒筋明目的功效,主治老年人眼睛昏花、耳聋耳鸣、高血压症和肩背肘臂疼痛。对老年人是一个重要养生穴。自我保健方法:按摩,大拇指垂直向着掌心方向下压穴位,每次掐按 1～3 分钟;拍打,每次拍打穴位 30 次;

艾条温和灸,15～20分钟,每日1次。

4.支正穴

定位:在前臂背面尺侧,当阳谷与小海连线上,腕背横纹上5寸。此穴为小肠经络穴,通心脉,有清热养阴,舒筋通络的功效,主治头痛项强、目眩、肘臂挛痛、手指痛、热病、癫狂、惊恐等病,对于扁平疣、脂肪瘤等皮肤赘生物的治疗有特殊的调理作用。自我保健方法:按摩,大拇指指腹按揉穴位,每次1～3分钟;拍打,用掌心拍打穴位,每次30次。

5.小海穴

定位:屈肘,在尺骨鹰嘴与肱骨内上髁之间的凹陷处,用手拨动会有发麻的感觉。此穴为小肠经合穴,合至脏腑,有润肠补气、舒筋利节的功效,经常拨动可增加心脏力量,增强消化能力,去燥火治疗心急、牙痛、脸肿、突发耳鸣、耳聋,通经活络,治疗肘臂疼痛、麻木,癫痫。自我保健方法:按摩,大拇指指腹垂直按揉穴位,每次1～3分钟;拍打,用掌心拍打穴位,每次30次。

6.听宫穴

定位:在面部,耳屏前,下颌骨髁状突的后方,张口凹陷处。此穴有清头聪耳的功效,主治耳鸣、耳聋、耳痛、齿痛等病症。自我保健方法:按摩,大拇指指尖轻轻揉按,左右各1～3分钟;艾灸,艾条温和灸,10～20分钟,隔日灸。

小肠经腧穴的主治要点:少泽治疗乳少;后溪治疗头项强痛,腰痛;养老治疗目视不明;听宫治疗耳疾。简易保健可进行拍打按摩,心经与小肠经互为表里,可以大拇指和其余四指自腋下至腕关节同时捏揉两条经络腧穴进行疏通保健。

七、足太阳膀胱经

(一)循行路线

起于内眼角的睛明穴,行于头颈后项背部,至下肢,行下肢后侧正中线,经外踝后至足外侧,止于足小趾外侧的至阴穴。先从眼角睛明穴直往上从头顶绕一圈到后背的腧穴,再转入腿背面一直往下至足跟,转由脚背外侧边缘至足小趾。中间脊柱骨旁开 1.5~3 寸都是膀胱经所主。属膀胱络肾。主治头面五官病、神志病、项、背、腰、下肢病及脏腑病。太阳膀胱经是抗御外邪的第一道防线,背俞穴为重要的保健要穴能治疗相关疾病。后背是膀胱经主要循行部位,分布着五脏六腑的背俞穴,背俞穴都是十二脏腑的精气在背部输注之处,也都是脏腑疾病在背部的敏感反应点。可以说身体内任何疾病都与膀胱经有着直接或间接的关系。

(二)常用腧穴

本经脉腧穴有 67 个,睛明、攒竹、眉冲、曲差、五处、承光、通天、络却、玉枕、天柱、大杼、风门、肺俞、厥阴俞、心俞、督俞、膈俞、肝俞、胆俞、脾俞、胃俞、三焦俞、肾俞、气海俞、大肠俞、关元俞、小肠俞、膀胱俞、中膂俞、白环俞、上髎、次髎、中髎、下髎、会阳、承扶、殷门、浮郄、委阳、委中、附分、魄户、膏肓俞、神堂、譩譆、膈关、魂门、阳纲、意舍、胃仓、肓门、志室、胞肓、秩边、合阳、承筋、承山、飞扬、跗阳、昆仑、仆参、申脉、金门、京骨、束骨、足通谷、至阴。几个常用的腧穴如下:

1. 睛明穴

定位:目内眦角稍内上方凹陷处。"视力模糊找睛明",睛明穴是治疗一切眼疾的主要穴位,揉按睛明穴能使眼睛明亮。自我保健方法:持续点压或一松一压此穴1~2分钟,眼睛会很快舒服,对缓解眼部疲劳很有效。长期坚持对祛除皱纹和预防近视有一定的作用。

2. 肺俞穴

定位:第三胸椎棘突下,旁开1.5寸。"肺病哮喘找肺俞",肺俞穴有调补肺气的功效,主治感冒发热、咳嗽、哮喘、肺痨、盗汗、咳血和皮肤疾病如牛皮癣、慢性湿疹、神经性皮炎、荨麻疹等病症。调理方法:按摩、拍打、刮痧、拔罐、艾灸等均有一定疗效。

3. 心俞穴

定位:第五胸椎棘突下,旁开1.5寸。"心悸胸翳心俞知",心俞穴有行气活血,镇静安神的功效,治疗心脑血管方面疾病如心悸气促、心动过速、心绞痛、神经衰弱、失眠多梦等病症。调理方法:按摩、拍打、刮痧、拔罐、艾灸等均有一定疗效。

4. 膈俞穴

定位:第七胸椎棘突下,旁开1.5寸,膈俞属于八会穴,是血之会穴。用于治疗有关膈肌及与血相关的病症,如胸胁胀痛、胃痛、吐血、痰血、便血、贫血、肩臂酸痛、呕吐等病症。调理方法:按摩、拍打、刮痧、拔罐、艾灸等均有一定疗效。

5. 肝俞穴

定位:第九胸椎棘突下,旁开1.5寸。"清肝明目泄肝俞",本穴可治肝的病症,主治黄疸、胁痛、眼痛、目赤、夜盲、视网膜出血、眩晕、肝炎、胆囊炎及慢性眼部疾患。调理方法:按摩、拍打、刮痧、拔罐、艾灸等均有一定疗效。

6. 脾俞穴

定位:第十一胸椎棘突下,旁开1.5寸。"不思饮食找脾俞",脾俞有健脾利湿,益气统血的功效,能促进消化吸收,治疗不思饮食、水肿、腹胀、呕吐、泄泻等脾胃虚弱病症及皮下出血、崩漏等脾不统血,血不归经等病症。调理方法:按摩、拍打、刮痧、拔罐、艾灸等均有一定疗效。

7. 胃俞穴

定位:第十二胸椎棘突下,旁开1.5寸。"胃痛胃胀用胃俞",本穴与脾俞协同使用有和胃降逆,健脾助运功效。主治胃脘痛、胃下垂、虚烦干呕、腰背痛、腹胀、胸鸣、泄泻等病症。调理方法:按摩、拍打、刮痧、拔罐、艾灸等均有一定疗效。

8. 肾俞穴

定位:第二腰椎棘突下,旁开1.5寸。"腰肌劳损找肾俞",肾俞穴有滋阴补肾之功,能培补肾气强身健体,治疗男女生殖方面及泌尿系统疾病,主治肾虚腰腿痛、遗精、阳痿、月经不调、耳鸣、耳聋、水肿等病症。调理方法:按摩、拍打、刮痧、拔罐、艾灸等均有一定疗效。

9. 大肠俞穴

定位:第四腰椎棘突下,腰阳关旁开1.5寸。"内湿腰痛大肠俞",主要用于治疗大肠疾病,如腹痛、泄泻、便秘等,对于风湿腰痛效果较好。调理方法:按摩、拍打、刮痧、拔罐、艾灸等均有一定疗效。

10. 膀胱俞穴

定位:第二腰骶椎棘突下,旁开1.5寸。膀胱俞有通调膀胱,通调水道作用,主治寒热诸因素导致膀胱气化失常,如遗尿、小便不利、尿频、尿失禁、阴部瘙痒、泄泻、便秘等病症。调理方法：按摩、拍打、刮痧、拔罐、艾灸等均有一定疗效。

11. 委中穴

定位：腘横纹中点。膀胱经的合穴，"腰背委中求"，委中穴有舒筋通络、活血化瘀、清热解毒的功效，主治腰痛、背痛、半身不遂等病症。调理方法：拍打，用手掌拍打委中穴对一切腰背疼痛和下肢痹痛效果极佳，也是肾的保养区；点按，用拇指用力点按，腰背有问题可点按委中穴来缓解疼痛，治疗腰肌劳损；可选用刺血疗法排毒。

12. 承山穴

定位：在小腿后面正中，委中与昆仑之间，当伸直小腿或足跟上提时，腓肠肌肌腹下出现尖角凹陷处。有舒筋利节的功效，治疗腰腿痛、痔疮、腿抽筋。调理方法：拍打，用手掌拍打；点按，用拇指用力点按。

13. 飞扬穴

定位：承山外下方1寸处。"行走无力靠飞扬"，飞扬穴有舒筋活络的功效，主治慢性腰背痛、腿软无力等症。调理方法：拍打，用手掌拍打；点按，用拇指用力点按。

14. 昆仑穴

定位：在足部外踝后方，当外踝尖与跟键之间的凹陷处。本穴有散热化气、疏风通络的功效，能够治疗头痛、项强、腰痛等病症，经常按压有一定的降血压作用。调理方法：点按，用大拇指轻轻刮按；拍打，用手掌拍打。

15. 申脉穴

定位：外踝直下方凹陷中。"伸展筋脉找申脉"，申脉为八脉交会穴之一，有较强的调节肢体阴阳活动的能力，有伸筋，利节，通脉的作用。主治一切运动障碍，治腰腿痛、转侧不利、瘫痪等病,常与昆仑穴同时应用治疗腰痛。调理方法:点按,用大拇指轻轻刮按;拍打,用手掌拍打刺激申脉。

16. 至阴穴

定位:在足小趾末节外侧,距趾甲角 0.1 寸。此穴为妇科要穴,艾灸可治疗胎位不正。

足太阳膀胱经的腧穴较多,头部的穴位可经常用木梳梳头按摩,背上的腧穴不易找,可采用点按或刮痧、拔罐、背部撞墙方法,腿部和足部的穴位多采用拍打、艾灸的方法进行保健调理。

八、足少阴肾经

(一)循行路线

起于足底涌泉穴,绕内踝后,行于下肢内侧后缘,上行于腹正中线旁开 0.5 寸,胸正中线旁开 2 寸,止于锁骨下缘的俞府穴(分支从肺中分出交心包经)。属肾,络膀胱,并与肝、肺、心、喉咙、舌根有联系。主治咳血、气喘、舌干、咽痛、水肿、便秘、泄泻、腰痛、下肢内后侧痛、痿软无力、足心热等症。

(二)常用腧穴

本经脉腧穴有 27 个,有涌泉、然谷、太溪、大钟、水泉、照海、复溜、交信、筑宾、阴谷、横骨、大赫、气穴、四满、中注、肓俞、商曲、石关、阴都、腹通谷、幽门、步廊、神封、灵墟、神藏、彧中、俞府。几个常用的腧穴如下:

1. 涌泉穴

定位:在人体足底穴位,位于足前部凹陷处,第 2、3 趾趾缝纹头端与足跟连线的前 1/3 处。为养生保健大穴,长寿穴。涌泉常用于小儿惊风、癫狂、痫证、昏厥、中暑的急救,有开窍、安神、镇静、益肾、清热的功效。对于头痛、眩晕、失眠、咽喉肿痛、失音、小便不利、便秘、足心热等病症,经常按摩涌泉穴,有很好的保健调理作用。人们常说"要想老人安,涌泉常温暖",按摩涌泉对于老年性的哮喘、腰腿酸软无力、失眠多梦、神经衰弱、头晕、头痛、高血压、耳聋、耳鸣、大便秘结等五十余种疾病有较好的效果。调理方法:用双拇指从足跟向足尖方向涌泉穴处,做前后反复的推搓;用双手掌自然轻缓地拍打涌泉穴,最好以足底部有热感为适宜;脚心相互摩擦,或脚心蹬搓床头或其他器械;每天洗脚后按摩涌泉穴10～15分钟;用热盐水浸泡双侧涌泉穴15～30分钟。取中药吴茱萸25g研末醋调成糊睡前敷于两脚心涌泉穴,用纱布包裹,通常每次20小时左右,可用于降压的保健调理。

2. 然谷穴

定位:内踝骨前下方,足舟骨粗隆下缘凹陷中。此穴有降心火,燃谷食,滋阴补肾,清热利湿的功效。调理方法:用大拇指用力往下按,再马上放松,此时产生的酸胀感立即消失。如此反复10～20次,以酸胀感难以退去为度。

3. 太溪穴

定位:在脚内踝,内踝尖与跟腱之间的凹陷中。为补肾益气,通调三焦的养生大穴,主治月经不调、闭经、遗精、阳痿、小便频数、失眠、多梦、健忘、咳喘、咳血、便秘、咽喉肿痛、齿痛、耳聋耳鸣、腰膝酸痛、足跟痛、内踝痛等病症。调理方法:按摩,用大拇指指腹按揉刮擦,每次3

221

分钟,早晚各 1 次;艾灸,温和灸 15~20 分钟,每日 1 次。各种原因引起的肾虚都适用,尤其对于肾虚腰痛,疗效良好。用穴位补肾,躲过了脾胃之关,所以不会有虚不受补的情况,而且补得更直接迅速。

4. 照海穴

定位:内踝尖下方凹陷处。此穴有益肾滋阴作用,但偏于镇静宁神,治疗癫狂、失眠、月经不调、带下、阴挺、阴痒、小便不利、便秘、咽干喉痛等病症。调理方法:按摩,用大拇指点按或按揉,也可灸。

5. 复溜穴

定位:太溪穴直上 2 寸,跟腱的前方。复溜就是要把停在这里的水再重新流动起来,有调肾利湿的功效,主治盗汗、热病汗不出或汗出不止、腹胀、肠鸣、泄泻、水肿、下肢痿痹等病症。按摩保健常与太溪穴一起使用,功效同六味地黄丸。调理方法:按摩、拍打、点按或艾灸。也可以一腿的内踝轻磕另一腿小腿的方式保健,在散步或静坐时均可进行。

6. 阴谷穴

定位:膝关节窝边缘,在委中穴内侧的窝里。它是肾经合穴。凡合穴治脏腑,它可治脏腑及肾经的主要疾病。有滋肾清热,利尿祛湿的功效,主治小便不利、水肿、不孕不育、阳痿早泄,女子阴道瘙痒、男子阴囊湿疹等病症。调理方法:按摩或拍打,经常刺激可改善或消除症状。

揉肾经经穴的时候,配合心经经络的揉法,效果更佳。因心肾相通。肾经为"足少阴肾经",心经为"手少阴心经",实则属同一经络。在上肢为心经,属火;在下肢为肾经,属水。

九、手厥阴心包经

(一)循行路线

手厥阴心包经起于胸中,分为两支:一支出属心包络,下膈,历络三焦;一支循胸出胁,到达两肋,在腋下三寸部位向上至腋窝下,沿手臂内侧中线过肘中,下前臂,过腕入手掌中,止于中指末端中冲穴。主治心烦胸闷、心痛心悸、心律不齐、失眠、盗汗、胃痛等症。

(二)常用腧穴

本经脉腧穴有 9 个,天池、天泉、曲泽、郄门、间使、内关、大陵、劳宫、中冲。几个常用的腧穴如下:

1. 天池穴

定位:乳头外 1 寸。主治胸闷、心痛,为保健要穴。调理方法:双手拇指或中指的指腹适当地、轻缓柔和地按摩两侧天池穴。

2. 天泉穴

定位:上臂,腋前纹头下 2 寸。心包经的经水由天池穴传来至本穴从高处落下,如同"天之泉水"般。治疗胸痛、心悸、突然心慌、胸闷气短等症。调理方法:用拇指指腹点按或按摩天池穴,也可采用空掌拍打的方法。

3. 曲泽穴

定位:肘横纹中,肱二头肌腱内侧缘。能调节心血的供应,主治心痛、心悸、胃痛、呕吐、肘臂挛痛。调理方法:如有胸闷、憋气、胸痛的感觉,可多按摩曲泽穴。如高血压、头目眩晕、胸口憋闷则经常用三棱针刺本穴放几滴血,有缓解症状的效果。

4. 郄门穴

定位:曲泽与大陵连线,腕横纹上 5 寸。从肘横纹到腕横纹是 12 寸,取腕横纹之上 5 寸位置就是本穴。郄门穴是心痛要穴、急救穴,缓解突然性的心绞痛。调理方法:用指尖用力按压郄门穴,每隔 3~5 秒休息 1~2 秒,反复刺激 3~5 次即可。一边按压手腕,前臂一边往内旋转。

5. 内关穴

定位:曲泽与大陵连线,腕横纹上 2 寸的两筋之间。此穴有安神宁神、镇痛理气的功效,是安神治失眠的一个要穴。调理方法:用拇指指尖垂直掐按,以产生酸胀感为度。左右各掐按 1~3 分钟,早晚各 1 次。也可采用手掌拍打的方法。

6. 大陵穴

定位:腕横纹正中,两筋之间。有清心降火的功效,对于心火旺引起的头痛、口臭等症有很好的调理作用。调理方法:用拇指指尖垂直掐按,左右各掐按 1~3 分钟,早晚各 1 次。也可采用手掌拍打的方法。

7. 劳宫穴

定位:握拳屈指,中指尖处对应的掌心位置。有镇静安神、大补心气的功效。主治中风昏迷、中暑、昏厥、心绞痛、手掌多汗症、癔症、各种瘙痒症。调理方法:急救时多用针刺,如心情紧张、心慌气短无力需赶紧按一按劳宫穴,可较快得到放松。平时以大拇指从劳宫穴开始轻轻按压,逐个按压到每个指尖,左右交换按压。

体质属于阴虚火旺型的儿童,晚上经常盗汗,五心烦热,可经常推揉天河水,即腕横纹到肘横纹这一段的心包经,可清退虚热。手法:用大拇指从劳宫穴慢慢往上推,推到曲泽穴。每次推 300 下。因儿童皮肤嫩,推时要抹上一点润滑油,用力不可过大。

十、手少阳三焦经

(一)循行路线

手少阳三焦经起于无名指尺侧指甲旁的关冲穴,沿着手臂外侧中线过肘尖,通过到肩部,经颈项绕耳后,止于眉梢的丝竹空穴。属上、中、下三焦,络心包,并与耳、眼有联系。主治"气"引起的病症,如内分泌失调、循环系统疾病、抑郁症、围绝经期综合征等。主治偏头痛、耳鸣、耳聋、目赤肿痛、咽喉痛等头面五官疾病,头、目、耳、面颊、咽喉、胸胁病、热病等病症,感冒发热、疟疾、便秘等热病,手背肿痛、肘臂痛、肩背痛、颈项痛等外经病。

(二)常用腧穴

本经脉腧穴有 23 个,关冲、液门、中渚、阳池、外关、支沟、会宗、三阳络、四渎、天井、清冷渊、消泺、臑会、肩髎、天髎、天牖、翳风、瘛脉、颅息、角孙、耳门、耳和髎、丝竹空。几个常用的腧穴如下:

1. 关冲穴

定位:在手无名指末节尺侧,距指甲根角 0.1 寸。井穴,有清热醒神作用。关冲对"风火上头"引起的头面热证,以及偏头痛,耳鸣耳聋非常有效。调理方法:多采用拇指指甲掐按的方法,急症可点刺放血,可艾灸。

2. 液门穴

定位:在手背部,当第四、五指间,指蹼缘后方赤白肉际处。此穴有清热泻火的作用。主治头痛、目赤、耳鸣、耳聋、咽喉肿痛、口舌干燥、疟疾、手臂痛等病症。调理方法:用拇指指尖按揉或拇指指甲掐按液门穴,每次 1 ~ 3 分钟,左右交换进行,每日早晚各 1 次。

3. 中渚穴

定位:在手背部,握拳俯掌,在手背第四、五掌骨之间,掌指关节后方凹陷处。此穴有清热利咽,疏筋利节的作用。最常治疗各种疼痛,尤以上肢痛最具有疗效,如肩背痛、肋间神经痛、手指屈伸不利等。调理方法:用食指指甲垂直掐按,或用食指指尖侧边揉按,会有酸、胀、痛的感觉,每次按摩 1 ~ 3 分钟,左右交换进行,每日早晚各 1 次。

4. 外关穴

定位:腕背横纹上 2 寸,尺骨与桡骨之间。此穴有清热解表,聪耳明目,解痉止痛的功效,治疗热病、头痛、目赤肿痛、耳鸣、肘臂屈伸不利、手指痛等病症。“怕冷怕热内外关”,外关与内关相对,是八脉交会穴之一,通阳维脉。故配内关穴对调节人体的上热下寒,冬天怕冷,夏天怕热等非常有效。外关为落枕三穴之一:列缺治低头不利,外关治转头不利,后溪治抬头不利。调理方法:用拇指指甲垂直掐按,或用拇指指尖侧边揉按,会有酸、胀、痛的感觉,每次按摩 1 ~ 3 分钟,左右交换进行,每日早晚各 1 次。也可采用穴位对敲,掌拍的方法进行保健。

5. 支沟穴

定位:在前臂背侧,腕背横纹上 3 寸,尺滑与桡骨之间。此穴有清热聪耳,润肠通便的功效。临床上常用于治疗三焦之火而致的热病、便秘、暴喑、耳鸣、耳聋等病症;“胁肋寻支沟”,本穴为三焦经经穴,有通关开窍,活络散瘀,调理脏腑之功,对于气机运行失常,胸脘痞闷,胁肋疼痛,均有特效。调理方法:一手轻握另一手腕,拇指在掌侧,四指在手背侧,以中指指尖垂直按压支沟穴,会有酸、胀、痛的感觉。每次 1~3 分钟,左右交换进行,每日早晚各 1 次。也可采用穴位对敲,掌拍的方法进行保健。经常按支沟穴会感觉气很通畅。如打嗝打不出来,按此穴可解,将郁结之气散发出来。

6. 肩髎穴

定位:当臂外展时,于肩峰后下方呈现凹陷处。主治肩臂挛痛不遂。调理方法:肩髎是三焦经在肩部关节负责转动的穴位,肩周炎肩痛不举,拍打肩髎穴对手臂不能上举疗效很好。还可以采用按摩或艾灸的方法进行保健调理。

7. 翳风穴

定位:在耳垂后方,当乳突与下颌角之间的凹陷处。此穴为三焦经和胆经的交会穴,又是三叉神经的总会之处,故能疏通耳部经气,治疗气闭而致的耳鸣、耳聋、三叉神经痛等。治疗耳聋耳鸣的要穴,尤其是急性突发性耳聋有良好效果。调理方法:用拇指指腹轻轻揉按此穴。

8. 丝竹空穴

定位:当眉梢凹陷处。此穴具有明目宁神,清热散风的功效,主治目赤肿痛、目昏花、头痛、齿痛病症。经常按摩还能防止黄褐斑、鱼尾纹产生,是个美容大穴。调理方法:以拇指指腹揉按双侧丝竹空,会产生酸、胀、痛的感觉,每次 1~3 分钟,每日早晚各 1 次。

手少阳三焦经是调节上中下三焦脏腑功能的一条经脉,坚持每天顺着经脉走向敲打整条三焦经,对于调理内

227

分泌功能,促进消化排泄,疏解气郁等方面有很好的调理保健作用。

十一、足少阳胆经

(一)循行路线

足少阳胆经从头走脚,胆经起自眼角外瞳子髎;然后循头转一圈,转到脖颈叫风池穴。我们做眼保健操的时候风池穴是个主要穴位,它有明目的效果;然后又上到肩膀上,顺着肩膀、腋下下来,从肋骨走下来,然后顺着大腿腹股沟,然后又跑到臀部后面去,顺着大腿的外侧直到脚外侧,止于脚的第四趾和小趾间的缝隙。主治头面五官疾病,神志病,热病,肝胆胁肋病如黄疸、疟疾及外经病。

(二)常用腧穴

本经脉腧穴有 44 个,瞳子髎、听会、上关、颔厌、悬颅、悬厘、曲鬓、率谷、天冲、浮白、头窍阴、完骨、本神、阳白、头临泣、目窗、正营、承灵、脑空、风池、肩井、渊腋、辄筋、日月、京门、带脉、五枢、维道、居髎、环跳、风市、中渎、膝阳关、阳陵泉、阳交、外丘、光明、阳辅、悬钟、丘墟、足临泣、地五会、侠溪、足窍阴。几个常用的腧穴如下:

1. 瞳子髎穴

定位:眼角鱼尾纹旁边,当眶外侧缘处。此穴有疏散风热,明目止痛的功效。主治目赤肿痛、迎风流泪、怕光羞明、花眼、近视、目翳、青盲等目疾和偏头痛。调理方法:双手拇指指腹用力按揉瞳子髎,会产生酸、胀、痛的感觉,每次 1~3 分钟,每日早晚各 1 次。长期按压有较好的保健调理作用。

2. 率谷穴

定位:耳尖上 1.5 寸,略微凹陷的地方。擅长治疗偏头痛。调理方法:双手按头,以拇指指腹按揉率谷穴。

3. 风池穴

定位:在耳垂后发际边凹陷处。"一切头痛风池通",风池为治风病的要穴,对气血不畅引起的风寒头痛;风热充盛引起的风热头痛;湿邪蒙闭引起的风湿头痛或肝阳上亢引起的肝胆头痛等,皆有较好疗效;对眼睛酸涩、疲劳、头部眩晕也有治疗作用。调理方法:闭上眼睛,用食指、中指、无名指一起按揉双侧风池穴,冲鼻子方向使劲儿,有酸、胀、痛的感觉。也可采用刮痧的方法。

4. 肩井穴

定位:在肩膀上,大椎与肩峰最高点连线之中点。本穴能疏通气血,行瘀散结,主治痛证。对气血不畅引起的肩周炎、上肢痹痛、情志抑郁、乳房疾病等有明显疗效。对头痛、眼痛、肩膀痛、乳腺痛、牙痛等上半身痛均有缓解作用。调理方法:用中指指腹向下用力揉按,有酸、麻、胀、痛的感觉,早晚各按摩 1 次,每次 3 分钟左右。还可采取拔罐的方法以疏络止痛。

5. 带脉穴

定位:在侧腹部,当第十一肋游离端下方垂线与脐水平线的交点上。敲打带脉附近区域能起到减肥效果,预防乳腺增生、白带等妇女疾病。调理方法:敲带脉,平躺或站立敲肋骨边缘带脉周围,长期坚持有补肾、调节肝脾和减肥的保健效果。

6. 环跳穴

定位:侧卧屈腿,当股骨大转子高点与骶管裂孔连线的外 1/3 与中 1/3 交界处,或并足站立,臀部的凹陷处。环跳穴是胆经和膀胱经的会穴,有通经络、利腰腿的作用,为下肢的枢纽。可治下肢病症如坐骨神经痛、下肢麻痹等,还对痛经、卵巢囊肿、子宫肌瘤等有效。调理方法:按摩,双手分别按于两侧臀部,四指在前按在大腿上,拇指指腹按揉穴位,有酸麻胀痛的感觉,早晚各按摩 1 次,每次 3 分钟左右。还可采取拔罐的方法以疏络止痛。

7. 风市穴

定位:在大腿外侧部的中线上,当腘横纹上 7 寸,或直立垂手时,中指尖处。"防治中风拍风市",风市有祛风化湿、疏通经络的功效,为祛风要穴,是治疗内风的常用穴。对中风偏瘫或风寒、风热、风湿引起的下肢痹痛、血压不稳、头晕头痛、两鬓白发等均有效;也是治疗一切皮肤急症的要穴,常用于治疗斑疹、疔疮、皮肤瘙痒等皮肤病。调理方法:按摩,风市穴可采用中指指腹按压,或用拳头的指节来敲打,或用手掌拍打;也可采用拔罐的疗法。

8. 阳陵泉穴

定位:腓骨头前下方凹陷处。阳陵泉有疏肝利胆,舒筋活络的功效。此穴是胆经的合穴;八会穴之一筋会穴。"口苦口干阳陵泉",阳陵泉,意为经气如泉涌流。胆囊有疾,胆汁会沿经上泛引起口苦口干,故本穴主治胁痛、口苦、呕吐、黄疸、筋脉拘挛、下肢痿痹、脚气、小儿惊风、破伤风、神经性皮炎等病症。调理方法:按摩,用拇指指腹按揉,用指尖拨动,轮流进行,有酸胀麻的感觉。对中风及脑血管后遗症等筋病有治疗作用,还能预防强直性脊柱炎、腰椎间盘突出、小儿多动症。还可采用拔罐和拍打的方法。

9. 光明穴

定位:在小腿外侧,当外踝尖上 5 寸,腓骨前缘。防治眼疾,经常按摩可使眼睛明亮。

10.悬钟穴

定位:在小腿外侧,当外踝尖上3寸,腓骨前缘。悬钟是八会穴之一,髓会穴。"耳聋眼朦找悬钟",悬钟有两方面作用:一是能治老化所致耳聋眼朦;二是能治与骨髓有关的肢体瘫、痿、痹证。主治落枕、偏头痛、颈项强痛髓虚(痴呆,中风等),痛证。调理方法:用拇指指腹按摩,或用拳头的指节敲打,或用手掌拍打。

11.丘墟穴

定位:外踝前下方,趾长伸肌腱外侧凹陷处。有舒筋利节的功效,对治疗肢体和腑脏的各种炎症有很好的效果。经常腿抽筋或经常崴脚的人,要多揉此穴,再按阳陵泉来疏通经络,治疗预防症状。

胆经上的穴位较多,经常拍打的保健调养效果较好。头面部可沿经脉循行路线空拳以指尖轻轻敲打穴位,胸胁部和腿脚部按照经脉走向用空掌拍打或指节敲击,刺激疏通经络。

十二、足厥阴肝经

(一)循行路线

足厥阴肝经起于足大趾外侧端,行足背第1、2趾骨间上行,经过内踝前1寸处,向上行小腿内侧,至内踝上8寸处交出足太阴之后,沿膝内缘、大腿内侧上行,环绕阴器,达小腹,挟胃旁,属于肝,络于胆,向上通过横膈,分布于胁肋,沿着喉咙的后面,上至鼻咽部,连接于"目系",上出前额,与督脉会合于颠顶。目系支脉:从"目系"下行面颊里,环绕口唇内。肝部支脉:从肝分出,通过横膈,上注于肺,交手太阴肺经。本经腧穴主治胸胁、前阴、妇科、肝胆病症,以及本经循行部位的病症。主治胁痛、黄疸、目赤肿痛、崩漏、月经不调、带下、淋证、遗尿、癃闭、疝气、下肢痿痹、颠顶痛等病症。

(二)常用腧穴

本经脉腧穴有 14 个,大敦、行间、太冲、中封、蠡沟、中都、膝关、曲泉、阴包、足五里、阴廉、急脉、章门、期门。几个常用的腧穴如下:

1. 大敦穴

定位:拇趾外侧趾甲角旁约 0.1 寸。大敦穴有理气调血,泻热解痉的功效,主治疝气、遗尿、月经不调、经闭、崩漏、阴挺、癫痫,是治疗疝气引起的腹痛,小便失禁,妇女血崩的特效穴。多用针刺的方法斜刺 0.1~0.2 寸,或点刺放血。调理方法:按摩,用左手拇指按压右脚大敦穴,左旋按压 15 次,右旋按压 15 次。然后用右手按压左脚大敦穴,手法同前。艾灸,温和灸 15~20 分钟,每日 1次。长期坚持按摩或艾灸,对子宫脱垂、月经过多等病有较好的调理保健作用。

2. 行间穴

定位:足背,第 1、2 趾间,趾蹼缘后方的赤白交际处。有清肝明目,熄风调经的功效,主治头痛、目疾、崩漏、胁痛、月经不调、带下、中风、癫痫、口歪、疝气、小便不利、痛经等病症。调理方法:按摩,用拇指按揉穴位,轻柔的属补,刺激较强、力量较重的属泻,实证按揉力量要稍大一些。艾灸,温和灸 15~20 分钟,每日 1 次。

3. 太冲穴

定位:足背,第 1、2 跖骨结合部前方的凹陷处。此穴有调气理血,平肝熄风的功效,主治中风、癫狂、小儿惊风、头痛、眩晕、耳鸣、目赤肿痛、口歪等肝经病症,月经不调痛经、崩漏、带下等妇科病症,黄疸、胁痛等肝胃病症及下肢痿痹、足背肿痛等病症。调理方法:盘腿端坐,用左手拇指按右脚太冲穴,沿骨缝的间隙按压并前后滑动,做20次;然后用右手按压左脚太冲穴,手法同前。按揉太冲穴有酸痛的感觉。另外,可以在晚上用热水泡脚时,用一只脚的脚后跟踩按另一只脚的太冲至行间一线,上下按揉。也可艾灸,温和灸15~20分钟,每日1次。

经常按摩太冲和行间穴,有疏肝理气的作用,对于肝火较旺,经常发脾气,目赤头晕的人有很好的保健调理作用。

4. 曲泉穴

定位:在膝内侧,屈膝,当膝内侧横纹头上方凹陷中。此穴为肝经的合穴,有疏肝行气,利湿调经的功效。主治腹痛、小便不利、遗精、阴痒、膝痛、月经不调、痛经、带下。调理方法:四指并拢揉按曲泉穴,手法宜轻,每次每穴3~5分钟,还可采用空拳拍打或刮痧的方法保健调理。

5. 章门穴

定位:在侧腹部,当第11肋游离端的下方。简易取穴:把手贴在脸上,肘尖对应的位置即是。此穴为八会穴之脏会穴,肝经募穴,有调节五脏,疏肝健脾的功效,主治腹痛、腹胀、泄泻、胁痛、痞块。调理方法:用手掌的大鱼际揉按穴位,每次每穴3~5分钟,或空掌拍打、拔罐的方法。

十三、任脉

（一）循行路线

任脉与督脉、冲脉皆起于胞中,同出"会阴",称为"一源三歧"。任脉起于胞中,行于身前,起于前后阴之间会阴穴,沿腹胸颈前正中线上行,止于颏唇沟中点的承浆穴。任脉对于阴经气血具有调节作用,有"阴脉之海"之称。另外,"任主胞胎",任脉还有调节女性月经,促进生殖功能的作用。本经腧穴能调理生殖系统、泌尿系统、肠胃系统疾病,部分腧穴有强壮作用或安神作用,还可用于强身健体和安神定志调理。常用于调理如少腹胀满、二便不通、遗精、月经不调、胃脘痛、纳呆、胸闷、气喘、咳嗽、胸痛、呃逆、口眼歪斜、齿痛等亚健康症状。

（二）常用腧穴

任脉共 24 个腧穴:会阴、曲骨、中极、关元、石门、气海、阴交、神阙、水分、下脘、建里、中脘、上脘、巨阙、鸠尾、中庭、膻中、玉堂、紫宫、华盖、璇玑、天突、廉泉、承浆。几个常用的腧穴如下:

1. 会阴穴

定位:前后阴的中点处。具有调经补肾,清利湿热的作用,主治男女生殖系统疾病,比如腰酸、二便不利或失禁、痔疮、脱肛、遗精、阳痿、阴部痒等症状。调理方法:按摩或拍打,双手中指交叠,指腹揉按,或用手掌轻轻拍打。

2. 曲骨穴

定位:在下腹部,当前正中线上,耻骨联合上缘的中点处,此穴为任脉与肝经的会穴,具有通利小便、调经止痛的作用。主要用于小便不利、尿床、遗精、阳痿、月经不调、带下等疾病或亚健康症状的调理。调理方法:经常用手轻柔按摩或拍打,对于防治前列腺炎的亚健康症状有很好的疗效。

3.中极穴

定位:在下腹部,前正中线上,在脐中下 4 寸处。此穴为膀胱募穴,具有补肾培元,通利膀胱,利湿热,调经止带的作用。主要用于遗精、阳痿、月经不调、带下、子宫脱垂、疝气、小便不利等疾病亚健康症状的调理。调理方法:按摩或刮痧。双手交叠,以中指指腹按揉中极穴,用力按压有酸胀感;平卧,用刮痧板或手掌轻轻平刮,微微出痧为度。

4.关元穴

定位:在下腹部,前正中线上,当脐中下 3 寸。此穴为小肠募穴,具有温肾益精,回阳补气,调理冲任,理气除寒的作用。本穴有强壮作用,为保健要穴,主要用于阳痿、遗精、不孕、崩漏、月经不调、子宫脱垂、小便不利、虚劳体弱、反复泄泻、脱肛、完谷不化等疾病或亚健康症状的调理。调理方法:按摩、拔罐或艾灸。双手交叠,以中指指腹用力按揉;平卧,将火罐吸附于穴位上,留罐 15 ~ 30 分钟。用艾条温和灸或艾炷灸,艾条每次灸 10 分钟,艾炷灸 3 壮,每日或隔日灸 1 次。

5.气海穴

定位:在下腹部,前正中线上,当脐中下 1.5 寸。此穴具有益肾固精,升阳补气的作用,为强壮保健要穴,主要用于腹痛、泄泻、便秘、疝气、遗精、阳痿、月经不调、经闭、虚劳体弱等疾病或亚健康症状的调理。调理方法:按摩或艾灸。双手交叠,以中指指腹按揉;用艾条温和灸或艾柱灸,艾条每次灸 10 分钟,艾炷灸 3 壮,每日或隔日灸 1 次。

6. 神阙穴

定位:在腹中部,脐的正中央。具有培元固本,回阳救逆,补益脾胃,理气和肠的作用,主要用于虚脱、脱肛、绕脐腹痛、腹胀、泄泻、水肿等疾病或亚健康症状的调理。本穴为保健强壮要穴,长期按摩有很好的调理作用。调理方法:按摩或艾灸。双手手掌交叠,掌心按揉穴位,力量适中;可采用艾炷隔姜灸或隔盐灸,或艾条温和灸,每次 15 分钟,每日 1 次。

7. 下脘穴

定位:在上腹部,前正中线上,当脐中上 2 寸。具有健脾和胃,消积化滞的作用,主要用于胃脘痛、腹胀泄泻、呕吐、呃逆等疾病或亚健康症状的调理。调理方法:按摩或艾灸。中指指腹或掌跟按揉穴位,力量适中;艾条温和灸,每次 15 分钟,每日 1 次。

8. 中脘穴

定位:在上腹部,前正中线上,当脐中上 4 寸。具有健脾和胃,消积化滞,理气止痛的作用,主要用于胃脘痛、腹胀、呕吐吞酸、饮食不化、泄泻、黄疸等疾病或亚健康症状的调理。调理方法同下脘穴。

9. 上脘穴

定位:在上腹部,前正中线上,当脐中上 5 寸。具有健脾和胃,和中降逆,理气化湿,宁神定志的作用,主要用于胃痛、呕吐、纳呆、腹胀、咳嗽痰多等疾病或亚健康症状的调理。调理方法同下脘穴。

10. 膻中穴

定位:在胸部,当前正中线上,平第四肋间,两乳头连线的中点。具有宽胸理气,宁心安神的作用,主要用于气喘、咳嗽、胸闷、胸痛、心悸、乳汁少、呃逆、噎膈等疾病或亚健康症状的调理。调理方法：按摩、拍打或拔罐。双手中指指尖用力按揉穴位，每次 1 ~ 3 分钟；双手空拳拍打穴位，力量适中；平卧，将火罐吸附于穴位上，留罐15 ~ 30 分钟。

任脉穴位大部分有安神和强壮的作用，可以经常按摩任脉上的穴位，或沿着经脉的循行路线用空手掌拍打任脉，或采用拔罐、艾灸、刮痧的方法，可以起到调理和强身健体的作用。

十四、督脉

（一）循行路线

督脉起于尾骨尖下长强穴，沿腰背项部正中上行至头部颠顶百会穴，向下至前额正中、鼻柱、人中沟，止于口里的龈交穴。本经腧穴主治不寐、痫证、癫狂、昏迷、惊风的神志病症；中暑、高热、疟疾、感冒等热病；脱肛、腰骶痛、项背痛、鼻渊等循行部位的病症。

（二）常用腧穴

本经共 28 穴：长强、腰俞、腰阳关、命门、悬枢、脊中、中枢、筋缩、至阳、灵台、神道、身柱、陶道、大椎、哑门、风府、脑户、强间、后顶、百会、前顶、囟会、上星、神庭、素髎、水沟、兑端、龈交。几个常用的腧穴如下：

1. 长强穴

定位：在尾骨端下，当尾骨端与肛门连线的中点处。具有通腑消痔、宁神止痛的作用，主治泄泻，便血，便秘，痔疾，癫狂，痫证，腰脊、尾骶部疼痛等症状。调理方法：按摩或刮痧，以中指和食指指腹按揉穴位，产生酸胀的感

237

觉即为得气,每次揉按3分钟左右;俯卧,轻刮30~50次。

2. 命门穴

定位:在腰背部,第2腰椎棘突下,与肚脐相对,具有调补肾气的作用。主要用于月经不调、带下、阳痿、遗精、腰脊痛、泄泻等疾病或亚健康症状的调理。调理方法:按摩拍打,以双手中指指腹按揉穴位,产生酸胀痛的感觉,每次揉按3~5分钟,或用手背拍打穴位。

3. 身柱穴

定位:在背部,第3胸椎棘突下凹陷中。约与肩胛内侧角相平,具有补气护肺的作用,主要用于咳喘、肩背疼痛、脊强等疾病或亚健康症状的调理。长期按压此穴有提高免疫力,强身健体等保健调理作用。调理方法:多用按摩拍打或艾灸,以中指或食指指腹按揉穴位,一般有刺痛的感觉,每次揉按3~5分钟,或用空掌拍打穴位;艾条温和灸或艾炷灸。

4. 大椎穴

定位:在项背部,第七颈椎棘突下凹陷处。具有益气通阳的作用,主要用于外感热病、咳嗽、头项强痛、肩背痛、癫狂、痫病等疾病或亚健康症状的调理。调理方法:按摩或刮痧,以大拇指指腹按揉穴位,有酸麻胀痛的感觉,每次揉按1~3分钟;用刮痧板轻轻平刮至出痧为度。

5. 风府穴

定位:后项部,后发际正中直上1寸,颈项窝处。具有疏风理气的作用,主要用于头痛、眩晕、健忘、失眠、痴呆、颈项强痛等疾病或亚健康症状的调理。调理方法:按摩或艾灸,双手大拇指交叠,指腹按揉穴位,有酸麻胀痛的感觉,每次揉按1~3分钟;用艾条温和灸,每次15分钟,每日 1 次。

6. 百会穴

定位:前发际正中直上 5 寸。头顶正中线与两耳尖连线的交点处。具有宁神开窍,平肝熄风,升阳固脱的作用,主要用于头痛、眩晕、健忘、失眠、痴呆、脱肛、子宫脱垂等疾病或亚健康症状的调理。自我调理方法:按摩或拍打,双手中指交叠,用指腹用力向下按揉穴位,每次揉按 3 分钟;双手指尖交替轻轻拍打 20 次。

7. 水沟穴

定位:人中沟上 1/3 与下 2/3 交点处,具有清热宁神的作用。为昏迷、晕厥、中暑等病症的急救要穴,用拇指或食指指甲垂直掐按。主要用于颜面水肿,面部痉挛,腰脊强痛等疾病或亚健康症状的调理。自我调理方法:按摩,以食指指尖或指腹按揉穴位,每次揉按 1~3 分钟,左右手交替。

平时可以多按摩或沿经络走向拍打督脉项、背、腰部的穴位,拔罐、艾灸、刮痧等方法也可配合使用,可以疏通经络,强身健体。